中国医学临床百家

张忠涛 杨盈赤 / 著

结肠癌诊治策略
张忠涛 2020 观点

资料整理（按姓氏拼音排序）

安勇博　白志刚　边识博　邓　薇　高国璇　金　岚
李　俊　林华骏　牛　磊　饶　全　汪　栋　王　今
王　君　王　阳　王劲夫　吴国聪　吴鸿伟　谢付骁
徐伯栋　徐　威　杨盈赤　姚宏伟　张玉龙　赵晓牧

U0333305

科学技术文献出版社
SCIENTIFIC AND TECHNICAL DOCUMENTATION PRESS
·北京·

图书在版编目（CIP）数据

结肠癌诊治策略张忠涛2020观点 / 张忠涛，杨盈赤著. —北京：科学技术文献出版社，2020.7

ISBN 978-7-5189-6198-6

Ⅰ.①结… Ⅱ.①张… ②杨 Ⅲ.①结肠癌—诊疗 Ⅳ.① R735.3

中国版本图书馆 CIP 数据核字（2019）第 249371 号

结肠癌诊治策略张忠涛2020观点

策划编辑：彭　玉　　责任编辑：彭　玉　　责任校对：王瑞瑞　　责任出版：张志平

出　版　者　科学技术文献出版社

地　　　址　北京市复兴路15号　邮编　100038

编　务　部　（010）58882938，58882087（传真）

发　行　部　（010）58882868，58882870（传真）

邮　购　部　（010）58882873

官 方 网 址　www.stdp.com.cn

发　行　者　科学技术文献出版社发行　全国各地新华书店经销

印　刷　者　北京虎彩文化传播有限公司

版　　　次　2020 年 7 月第 1 版　2020 年 7 月第 1 次印刷

开　　　本　710×1000　1/16

字　　　数　169千

印　　　张　17.5　彩插20面

书　　　号　ISBN 978-7-5189-6198-6

定　　　价　108.00元

版权所有　违法必究

购买本社图书，凡字迹不清、缺页、倒页、脱页者，本社发行部负责调换

序
Preface

韩启德

　　欧洲文艺复兴后，以维萨利发表《人体构造》为标志，现代医学不断发展，特别是从 19 世纪末开始，随着科学技术成果大量应用于医学，现代医学发展日新月异，发生了根本性的变化。

　　在过去的一个世纪里，我国现代化进程加快，现代医学也急起直追。但由于启程晚，经济社会发展落后，在相当长的时期里，我国的现代医学远远落后于发达国家。记得 20 世纪 50 年代，我虽然生活在上海这个最发达的城市里，但是母亲做子宫切除术还要到全市最高级的医院才能完成；我患猩红热继发严重风湿性心包炎，只在最严重昏迷时用过一点青霉素。20世纪60—70年代，我从上海第一医学院毕业后到陕西农村基层工作，在很多时候还只能靠"一根针，一把草"治病。但是改革开放仅仅40多年，我国现代医学的发展水平已经接近发达国家。可以说，世界上所有先进的诊疗方法，中国的医生都能做，有的还做得更好。更为可喜的是，近年来我国医学界开始取得越来越多的原创性成果，在某些点上已经处于世界领先地位。中国医生已经不再盲从发达国家的疾病诊疗指南，而能根据我们自己的经验和发现，根据我国自己的实际情况制定临床标准和规范。我们越来越有自己的东西了。

要把我们"自己的东西"扩展开来，要获得越来越多"自己的东西"，就必须加强学术交流。我们一直非常重视与国外的学术交流，第一时间掌握国外学术动向，越来越多地参与国际学术会议，有了"自己的东西"也总是要在国外著名刊物去发表。但与此同时，我们更需要重视国内的学术交流，第一时间把自己的创新成果和可贵的经验传播给国内同行，不仅为加强学术互动，促进学术发展，更为学术成果的推广和应用，推动我国医学事业发展。

　　我国医学发展很不平衡，经济发达地区与落后地区之间差别巨大，先进医疗技术往往只有在大城市、大医院才能开展。在这种情况下，更需要采取有效方式，把现代医学的最新进展以及我国自己的研究成果和先进经验广泛传播开去。

　　基于以上考虑，科学技术文献出版社精心策划出版《中国医学临床百家》丛书。每本书涵盖一种或一类疾病，由该疾病领域领军专家撰写，重点介绍学术发展历史和最新研究进展，并提供具体临床实践指导。临床疾病上千种，丛书拟以每年百种以上规模持续出版，高时效性地整体展示我国临床研究和实践的最高水平，不能不说是一个重大和艰难的任务。

　　我浏览了丛书中已经完稿的几本书，感觉都写得很好，既全面阐述有关疾病的基本知识及其来龙去脉，又介绍疾病的最新进展，包括笔者本人及其团队的创新性观点和临床经验，学风严谨，内容深入浅出。相信每一本都保持这样质量的书定会受到医学界的欢迎，成为我国又一项成功的优秀出版工程。

　　《中国医学临床百家》丛书出版工程的启动，是我国现代医学百年进步的标志，也必将对我国临床医学发展起到积极的推动作用。衷心希望《中国医学临床百家》丛书的出版取得圆满成功！

是为序。

　　张忠涛，主任医师，教授，博士生导师。1982 年进入首都医科大学临床医疗系学习，1987 年获得医学学士学位，同年进入首都医科大学附属北京友谊医院普通外科工作。2000 年获得医学博士学位。1998—1999 年在日本关西医科大学第一肝胆外科研修。曾获"卫生部有突出贡献中青年专家"称号、北京市"十百千"卫生人才"十"层次人选、北京市新世纪百千万人才工程北京市级人选、北京市"登峰"人才、北京市卫生系统高层次卫生技术人才学科带头人、高层次留学人才等荣誉，享受国务院特殊津贴。

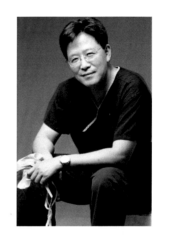

　　现任首都医科大学附属北京友谊医院副院长，国家消化系统疾病临床医学研究中心副主任、普通外科分中心主任，北京市消化疾病中心副主任，首都医科大学普通外科学系主

任。兼任中华医学会外科分会副主任委员、结直肠外科学组组长，北京医学会外科学分会副主任委员、结直肠外科学组组长，中国医学装备协会外科医学装备分会会长，中国医师协会结直肠肿瘤专业委员会副主任委员，中国抗癌协会胃癌专业委员会常务委员，中国医师协会外科医师分会上消化道外科医师委员会副主任委员等。

担任中华医学会系列期刊——《国际外科学杂志》主编，兼任 Surgery for Obesity and Related Diseases（中文版）主编，Chinese Medical Journal、《中华肝胆外科杂志》等副主编，Annals of Surgery（中文版）、Annals of Oncology（中文版）、《中华外科杂志》等十余种杂志编委。

带领的首都医科大学附属北京友谊医院普通外科为"国家消化系统疾病临床医学研究中心（科技部、国家卫生健康委、总后勤部卫生部）""国家临床重点专科(国家卫生健康委)""首都医科大学普通外科学系主任委员单位""北京市医管局扬帆计划重点医学专业""北京市消化疾病中心""北京市职工创新工作室"，包括肝胆胰外科、肝脏移植外科、胃肠外科、甲状腺乳腺外科、消化系肿瘤综合治疗 5 个亚专科。作为学科带头人，能够敏锐地把握学术发展方向，紧跟普通外科学术发展最前沿，大胆创新和引进新技术。在单孔腹腔镜手术技术、内镜－腹腔镜联合诊治技术、全腹腔镜下胃肠道手术技术、门静脉高压症手术治疗、肝脏移植技术等方面处于国内外领先地位，在此基础上提出两个主攻方向：微创外科技术的创新与综合应用、终末期肝病及并发症的外科治疗。

先后主持"十三五"国家重点研发计划"数字诊疗装备研发"重点专项（1项）、"十二五"国家科技支撑计划（1项）、国家自然科学基金项目（1项）、北京市自然科学基金项目（3项）等，课题经费累计超过2000万元。近5年以第一作者及通讯作者发表论著90余篇，其中SCI收录52篇（IF＞5分者共4篇）；主编或主译专著、教材5部，并担任6部教材副主编或副主译。主持专家共识及操作指南6项，参与专家共识及管理指南6项。牵头在研全国多中心临床研究4项，已率先搭建全国多中心病例登记系统3项。

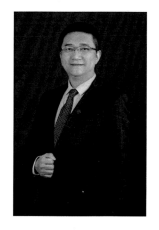

　　杨盈赤，医学博士，主任医师，教授，硕士生导师。本科毕业于哈尔滨医科大学，博士毕业于北京协和医学院，首都医科大学博士后流动站出站，哈佛医学院访问学者。现就职于首都医科大学附属北京友谊医院普外分中心胃肠外科，担任普外分中心科研转化中心主任。美国结直肠外科医师学会会员，中华医学会外科学分会腹腔镜与内镜外科学组委员，中华结直肠外科学院委员，北京医学会外科学分会青年委员会副主任委员，中国研究型医院学会结直肠肛门外科专业委员会常务委员，中国医师协会结直肠肿瘤分会外科专业委员会、腹腔镜专业委员会委员，经肛门全直肠系膜切除术专业委员会秘书长，中国医师协会外科医师分会青年委员，北京医学会肠内肠外营养学分会青年委员会委员，中国医师协会外科医师分会、北京医师协会腹膜后肿瘤专家委员会委员，北京中西医结合学会普外科分会青年委员等。

1998年起从事普通外科临床医疗与基础科研工作，擅长结直肠良恶性疾病和腹膜后肿瘤的诊断、外科治疗及综合治疗。先后承担或参与国家级及省部级科学研究课题9项。第一作者及通讯作者发表SCI论文10余篇，总影响因子30余分。发表中文核心期刊科研论文20余篇。

前 言

Foreworol

  谈到这本书，首先想说这是一本带有"友谊"特色的书，本书将我国结肠癌诊疗新进展和首都医科大学附属北京友谊医院（以下简称"我院"）结肠癌诊疗现状及发展特色进行了结合。

  近年来我国结肠癌的诊治水平有了很大进步，但不同地区、不同医院仍存在很大的差异，对于很多本领域的新进展、新问题和新技术也有不同的见解。撰写本书一方面本着突出我院结肠癌诊治特色，向本领域的专家同道们展示结肠癌领域的"友谊观点"；另一方面也是抛砖引玉，期待和结肠癌领域的专家同道们相互交流、相互学习，共同推动结肠癌整体诊疗水平的提升。

  全书以"话题"的形式展开，突出"观点"二字。主要阐述了结肠癌的诊疗发展概述、外科手术的争议、综合治疗的进展和更新、我院的治疗特色等多个方面，既包括流行病学、个体化治疗、规范化治疗、综合治疗的全程管理、NCCN 指南更新等结肠癌诊疗方面的内容，也包括 CME 与 D3、腹腔镜手术技术的发展、手术入路选择的变化、NOTES、血管保留、淋巴结清扫、左右半结肠癌之不同等外科手术的热点和争议。同时还涵盖微卫星稳定性检测、循环血肿瘤细胞检测等综合治疗最新进展方面的话题，以及几个极具"友谊"特色的题目，包括结肠早癌的治疗、肠道支架的应用、结肠癌手术示踪技术、术后PPOI的发生和处理及中国结肠癌手术数据库等。

总体来说，本书并不是一本结肠癌领域的"教科书"，对于基础知识并未过多阐述，更多的是结合我院在结肠癌治疗领域的特点，聚焦新观点、新进展。

全书均由我带领的我院普通外科团队编写，团队成员均是我院普通外科长期工作在结直肠癌诊治领域的临床一线医生。每个话题的选择和敲定均历经数次讨论，同时保证"新"和"特色"两大特点。标题内容均力求"表达观点"而非对基本知识和概念赘述。每个标题内容只针对一个"观点"直接叙述，未加入次级标题、多级标题等，避免了内容的冗长和过于宽泛。

本书主要面向长期致力于结肠癌诊疗和研究的同道们，对于希望了解和渴望参与结肠癌新进展、新技术和新发展的医师来说，也能起到一定的参考作用，同时对于希望了解我院和我所带领的团队在结肠癌领域研究现状的同道们，也是一次"参观"、"交流"的机会。

正值本书出版之际，谨向参与本书撰写和整理的团队成员、我院兄弟科室提供帮助的同道表示衷心的感谢，特别感谢我科杨盈赤教授和王阳医生在编写过程中所做的协调和组织工作，同时我们团队的多位研究生包括柴睿智、张景辉、寇天阔、周瑞卿、高迦勒、魏路阳、杨小宝、靳磊等也参与了此书的整理工作，在此一并表示感谢！同时感谢科学技术文献出版社对出版工作的大力支持，在此表示衷心感谢！

由于水平有限，书中如有不足之处，恳请各位同道不吝赐教、批评和指正。这也是我们不断前进的动力！

目 录
Contents

结直肠癌流行病学

1. 结直肠癌发病率与死亡率呈现明显的地区差异

2018 年世界卫生组织发布的全球肿瘤报告（*Global Cancer Statistics 2018*）显示，全球预计新发癌症病例 1810 万例，其中结直肠癌（colorectal cancer，CRC）新增 180 万，发病率占10.2%，居第 3 位；癌症死亡病例中 CRC 88.1 万人，占比 9.2%，居第 2 位。

美国癌症学会在 *A Cancer Journal for Clinicians* 发布了 2019 年美国癌症生存统计报告，癌症幸存者患病率最高的癌肿中，结直肠癌分别排在男性第 2 位（776 120 例），女性第 3 位（768 650 例）。截至 2019 年 1 月 1 日，美国结直肠癌患者幸存人数约为150 万，2019 年新发病例约为 145 600 例。其中 76% 的结直肠癌患者在 65 岁及以上，而 50 岁以下的患者占 4%，直肠癌患者（中位年龄 63 岁）人群比结肠癌（中位年龄 69 岁）更加年轻。结直肠癌总体 5 年相对生存率为 65%，直肠癌（67%）略高于结肠癌（64%）。Ⅰ期和Ⅱ期患者 5 年相对生存率约为 91% 和 82%，而Ⅳ期这一数字仅为 12%。

2019 年 1 月，最新的全国癌症数据《2019 年中国恶性肿瘤流行情况分析》出炉，我国恶性肿瘤发病率中结直肠癌占全部恶性肿瘤新发病例的第 3 位（38.8 万，9.88%），其中占男性的第 4 位（22.5 万，10.46%），女性的第 3 位（16.3 万，9.17%），城市地区的第 2 位（25.8 万，10.97%），农村地区的第 5 位（12.9 万，8.18%）。结直肠癌死亡率占全部恶性肿瘤死亡的第 5 位（18.7 万，7.99%），其中占男性的第 5 位（11 万，7.44%），女性的第 4 位（7.8 万，9.09%），城市地区的第 4 位（12.4 万，9.32%），农村地区的第 5 位（6.3 万，6.26%）。

结直肠癌发病呈现出明显的地区差异，北欧、西欧、北美等地区的发达国家及新西兰发病率全球最高，可达（35 ～ 50）/10 万人，其次是东欧（20 ～ 30）/10 万人，发病率最低的是亚洲、非洲。在我国，发病率与死亡率分布的地区差异：沿海东部地区比西北内陆地区高发，其中最高的是长江中下游地区，即经济发达地区。城市较农村高，大城市较小城市高，我国北京、上海等经济发达地区年发病率已达到（30 ～ 40）/10 万人，达到或超过了西方国家的平均水平。

回顾近 5 年，首都医科大学附属北京友谊医院普外科暨国家消化疾病中心普外分中心收治初诊 CRC 病例共计 3747 例（表 1），其中结肠癌 2284 例，直肠癌 1464 例。CRC 患者中，男性占 61.4%，女性占 38.6%。

表 1　首都医科大学附属北京友谊医院普外科近 5 年收治结直肠癌病例情况

	结肠癌	直肠癌
男性	1380	922
女性	904	542
6 ～ 18 岁	11	0
18 ～ 40 岁	80	22
40 ～ 65 岁	1139	877
> 65 岁	1059	565

2. 我国结直肠癌早中期患者比例升高，组织学分化类型高中分化比例上升

结直肠癌发病的临床特征出现了一些明显变化，女性发病率上升更快，男女比例下降；发病的中位年龄上升，有老年化趋向；右侧结肠癌发病率升高，发病部位右移。在我国，早中期患者比例升高，组织学分化类型高中分化比例上升。左、右半结肠癌发病率的不同仅是流行病学的一个特点，而左、右半结肠在胚胎起源、解剖学供应、肿瘤的临床表现等诸多方面均是不同的，这些起源的不同，导致了更重要的分子生物学特征的差异，恐怕这才是左右半结肠癌差异的主要"元凶"。目前的研究结论显示，两种基因突变通路与结肠肿瘤发生的部位明显相关：左半结肠

癌与抑癌基因（例如 *APC*、*P53*、*SMAD4*）的失活和 *KRAS* 基因突变等相关；右半结肠癌则与癌基因的激活、*BRAF* 基因突变、CpG 岛甲基化表型（CpG island methylator phenotype，CIMP）(+)、*MLH1* 基因的甲基化失活和微卫星不稳定阳性表达等相关。CRC 分子特征共识分型（consensus molecular subtype，CMS）中，右半结肠癌主要是预后差的 CMS 1 和 CMS 3 型，这种隐藏在解剖部位表象下的分子特征差异是否会对治疗效果产生影响也受到极大关注。近年来越来越多的回顾性分析显示，转移性结直肠癌靶向治疗中，部位也许是个疗效预测因素。而对于左右半结肠癌之争，也终于被写入2017版美国国立综合癌症网络(National Comprehensive Cancer Network，NCCN) 指南，原发肿瘤部位的不同，其治疗方案的选择也存在差异性。

3. 结肠癌的发病因素多种多样，预防主要在于减少危险因素

结肠癌的发生是一个复杂的、多因素作用的过程，对结肠癌流行病学及高危因素的深入研究，有助于一级预防的推广。

与其他恶性肿瘤一样，结直肠癌的病因迄今仍不明确，但对其致病的危险因素已有较深入的研究，饮食结构的改变、遗传因素、生活因素等都对发病起促进作用，预防工作主要针对危险因素开展。

其中，结直肠癌的发病率和死亡率同摄入高脂肪、肉类及动

物蛋白呈密切正相关，而每天平均粪重与结直肠癌的危险性呈负相关，与饮食纤维素的摄入量呈正相关；硒、锌、钙、铁及氟化物被认为对结肠癌的发生具有重要性。

结肠癌有家族聚集现象，有家族遗传危险性的患者大约占所有结直肠癌患者的20%，其中5%～10%符合常染色体显性遗传规律。特定基因改变可直接导致家族性腺瘤性息肉病（familial adenomatous polyposis，FAP）和遗传性非息肉性结直肠癌（hereditary nonpolyposis colorectal cancer，HNPCC）。FAP多通过染色体不稳定途径的机制发病，即 *APC* 基因突变引起，HNPCC则是由错配修复基因（*hMSH2*、*hMLH1*、*hMSH6*、*HPMS1*、*HPMS* 等）的改变引起。结直肠癌是由肠道腺瘤性息肉演变而成，腺瘤的直径越大癌变的可能性越大。上述两种疾病家庭成员随年龄增长近100%均发生恶性肿瘤。结直肠癌的发生有多条通路，与HNPCC密切相关的还有错配修复基因，它的突变可导致微卫星的不稳定性，从而使细胞自发突变的频率增高，导致肠道黏膜细胞广泛的突变。

此外，结肠腺瘤是腺上皮来源的良性肿瘤，其上皮具有异型性，存在较大癌变风险。腺瘤于5年、10年、20年发展为癌的累积率分别为2.5%、8.0%和24.0%。腺瘤癌变主要与其组织学类型，异型增生程度，腺瘤的大小、形态和数量有关。绒毛状腺瘤的癌变率最高，为25.0%～40.0%。腺瘤的异型增生程度越高，癌变的危险越大。无蒂息肉型腺瘤，尤其是平坦型腺瘤癌变的危险性大。腺瘤的大小与癌变率呈正相关，多发腺瘤较之单发腺瘤的癌变危险性要大。早期发现并摘除腺瘤可降低大肠癌的发生率。

炎症性肠病同结直肠癌的发生发展亦存在关系，长期慢性溃疡性结肠炎可发生癌变，病史越长癌变可能性越大。克罗恩病也可发生癌变，但比例较低。在溃疡性结肠炎病变的基础上，随着年份增长，可出现黏膜的异型增生和癌变，而癌变以两种形式出现：一种是低绒毛状凸起，另一种是在扁平黏膜上发生。基于116项研究的 Meta 分析得出：任何溃疡性结肠炎的患者结直肠癌总的发病率约为 3.7%（95% CI：3.2% ～ 4.2%）。溃疡性结肠炎癌变的发生率与病程、年龄有关：病程越长癌变率越高；发病年龄越小，癌变率越高。

有关非甾体类药物对大肠癌防治作用的流行病学研究始于20 世纪 80 年代初，迄今已有大量的文献报道，其中不乏大规模（超过 10 万人）和长时间（5 ～ 10 年）的回顾性调查研究和前瞻性队列研究，结果均支持长期服用非甾体类药物可减少大肠癌发生。其机制如下：①抑制 COX 途径减少前列腺素合成，具有逆肿瘤形成作用；②可诱导细胞凋亡；③可增加细胞内抗氧化酶水平，起到抗氧化作用。2017 版 NCCN 指南在《结肠癌长期随访保健计划》（"principles of survivorship -colorectal long-term follow-up care"）章节的《生活方式和健康咨询》条目下更新了推荐："考虑低剂量阿司匹林"作为二级预防药物，并在指南最后的《讨论》文字稿部分专门增加了《结直肠癌术后生存患者的二级化学预防》章节，来阐述早期结直肠癌患者根治术后推荐口服低剂量阿司匹林的相关内容。

关于阿司匹林的防癌与抗癌效果，多年来已备受关注，既往研究主要集中在结直肠肿瘤领域，关注阿司匹林在结直肠癌化学预防方面的两大作用：一是降低健康人群中 CRC 的发生率（一级预防）；二是减少 CRC 患者根治术后的肿瘤复发（二级预防）。而阿司匹林在 CRC 二级预防的价值，最有名的证据来自哈佛大学麻省总医院（MGH）著名学者陈志辉（Andrew CHAN）领导的研究小组的发现，他们在 2012 年发现阿司匹林对结肠癌术后复发的预防可能与 PIK3CA 基因突变有关，该研究结果发表于当年的《新英格兰医学杂志》，引发了全球对此的研究热潮。2015 年，荷兰莱登大学（Leiden University）医学院在欧洲癌症大会（European Cancer Congress，ECC）上公开报道的最新研究结果显示癌症确诊后常规服用阿司匹林能显著改善来源于整个消化道的癌症，尤其是 CRC 患者的生存情况。这项研究共纳入13 715 例于 1998—2011 年在荷兰国家卫生系统注册的消化道癌症患者，分析其中仅在确诊后才开始服用阿司匹林和从未服用阿司匹林的两个群体（共 9538 例），包括结直肠癌（67.7%）、胃 - 食管癌（10.2%）和肝胆胰癌等，中位随访 48.6 个月。结果表明，癌症确诊后服用阿司匹林的患者对比未服用阿司匹林患者，其 5 年总生存率（overall survival，OS）为（75% *vs.* 42%），生存提高了近 1 倍；按瘤种分组分析发现，除胰腺癌外，其他消化道癌瘤患者均从阿司匹林治疗中获益，其中 CRC 获益最大。基于这一研究发现，荷兰已于 2015 年 1 月启动了一项随机对照研究，对比阿司匹林在 II / III 期结肠癌辅助治疗中的价值。而由新加坡国立癌症中心牵头的 ASCOLT 研究（Clinicaltrial.gov：NCT00565708）是该领域中最受关注的随机对照试验（RCT）之一，研究针对接受至少 4 个月氟尿嘧啶（FU）为基础辅助化疗（放疗不限）的 II / III 期 CRC 患者，在标准治疗结束后，随机给予阿司匹林（200 mg/d）或安慰剂治疗，共 3 年。该研究拟入组超过 1000 例患者，目前已经入组超过 2/3，中国有多家中心参与这项研究。然而，在前瞻性 RCT 结果尚未出炉之前，NCCN 就将阿司匹林列入指南推荐，这是极不寻常的，也说明业界对这个问题有着较为一致的看法。

综上所述，结肠癌的发病因素多种多样，对于结肠癌病因学的研究亦进行得较全面。但各家研究结果不尽一致，而其作用机制亦有待进一步探讨。对结直肠癌的预防主要在于减少危险因素，合理调整饮食结构，积极参加体育锻炼。有肠癌家族史和炎症性肠病者要定期行肠镜检查，及时发现并摘除腺瘤。

4. 结直肠癌的筛查

结直肠癌属于筛查效果明确的恶性肿瘤，通过筛查早期发现可有效提高患者的存活率、降低病死率。而对癌前腺瘤（直径

≥1 cm）的早期诊断和摘除手术则可降低结直肠癌的发病率。筛查对象可分为一般危险人群和高度危险人群。

在西方发达国家，结直肠癌的筛查是针对一般危险人群开展的普查项目，鼓励所有年龄 50 岁以上者常规接受肠镜和大便隐血检查。而在我国，尽管在高位人群中开展过"伺机性筛查"，但尚未有针对一般危险人群的筛查项目。随着社会经济的发展和健康意识的提高，我国结直肠癌筛查将会从"伺机性筛查"向系统性筛查过渡。

我国肠癌发病中位年龄后推近 10 岁，因此，筛查的起始年龄应以 50 岁为宜，减少工作量的同时可达到相近的检出率。结直肠癌筛查的目的不仅仅是"早诊"，癌前腺瘤的早期发现也将受到重视。因为腺瘤癌变通常需要 10 年左右，因此，通过筛查和腺瘤摘除手术可有效阻断其癌变过程，进而达到预防肠癌的目的。

传统的肠癌筛查方法包括大便隐血试验、纤维结肠镜检查等，而新型的筛查方法则包括粪便核酸测试、CT 肠镜和电子肠镜等。

结肠镜是迄今为止最准确的结直肠癌筛查方法，肠镜结合活检是肠癌筛查和诊断的金标准。在美国，纤维结肠镜被广泛用于结直肠癌筛查。

早在 2000 年之前，美国人就意识到结直肠癌已经成为人群罹患的主要癌症之一。根据 20 世纪 90 年代美国癌症统计报告，男性结直肠癌的发病率为 1‰，女性为 0.6‰。因结直肠癌而死亡的病例，更是位居癌症相关死亡率的前 3 名。

进一步统计发现，年纪越大，结直肠癌的发病风险越高。因此，美国政府坚决采取措施，其中最主要的一项便是对 50 岁以上的公民提出"每年普查结肠镜"的建议。随着时间的推移，如今美国 50 岁以上的人群接受结肠镜普查的概率已经达到 65% 左右。再来看看 2017 年的美国癌症统计报告，过去 10 年间，结直肠癌的发病率正以每年 3% 的速率下降，到现在，男性为 0.6‰，女性为 0.27‰。也就是说，在美国，将有数十万的爱人、亲人、朋友本来将面临结直肠肿瘤的打击，甚至死亡的考验，但获益于肠镜筛查而免除厄运。

根据 2015 年中国癌症统计报告，我国结直肠癌发病率正逐年攀升，但 50 岁以上人群接收肠镜检查的比例只有不足 15%。数据显示，2000—2011 年，男性所有癌症的死亡率下降 4.7%，女性下降为 3.3%，尽管如此，由于人口增加和老龄化，实际死亡人数却增加了（从 2000 年的 51 090 人到 2011 年的 88 800 人，增幅 73.8%）。

大便隐血试验（FOBT）因无创和廉价被临床广泛用于结直肠癌的筛查，但准确性低是其缺陷。传统的愈创木脂法大便隐血试验（gFOBT）仅能检测到 30% ～ 50% 的结直肠癌和 10% ～ 30% 的癌前腺瘤；新式的免疫化学法大便隐血试验（iFOBT）对结直肠肿瘤检出率有所提高，检出比例为 50% ～

60% 和 30%，但同时假阳性性率也有所增加。FOBT 敏感性低，因而其作为筛查方法并未得到推广和普及。

　　CT 肠镜是新型的结直肠癌筛查方法，其敏感性近似肠镜，但由于价格昂贵及射线损伤并未被普及。粪便核酸测试是一种研发中的新型肠癌筛查方法，通过检测大便标本中的基因改变来达到筛查目的，其优点包括完全无创和准确性高，并且可同时发现左右两侧结肠肿瘤无检测盲区，可发现恶变肿瘤的同时对于癌前腺瘤亦敏感。

（金　岚　高国璇　整理）

参考文献

1. BRAY F，FERLAY J，SOERJOMATARAM I，et al. Global cancer statistics 2018：GLOBOCAN estimates of incidence and mortality worldwide for 36 cancers in 185 countries.CA Cancer J Clin，2018，68（6）：394-424.

2. MILLER KD，NOGUEIRA L，MARIOTTO A B，et al. Cancer treatment and survivorship statistics，2019. CA Cancer J Clin，2019，69（5）：363-385.

3. 峥嵘寿，孙可欣，张思维，等 .2015 年中国恶性肿瘤流行情况分析 . 中华肿瘤杂志，2019，4（1）：19-28.

4. SIEGEL R L，MILLER K D，FEDEWA S A，et al. Colorectal cancer statistics，2017.CA Cancer J Clin，2017，67（3）：177-193.

5. CHEN W，ZHENG R，BAADE P D，et al. Cancer statistics in China，2015.

CA Cancer J Clin, 2016, 66 (2): 115-132.

6. ULLMAN T A, ITZKOWITZ S H. Intestinal inflammation and cancer. Gastroenterology, 2011, 140 (6): 1807-1816.

7. LATELLA G, PAPI C. Crucial steps in the natural history of inflammatory bowel disease.World J Gastroenterol, 2012, 18 (29): 3790-3799.

8. SAHIN I H, GARRETT C. Aspirin, PIK3CA mutation and colorectal-cancer survival.N Engl J Med, 2013, 368 (3): 289.

9. 韩英.国内外大肠癌筛查回顾与现状—推荐"伺机性筛查"模式.胃肠病学和肝病学杂志, 2012, 21 (2): 99-102.

10. 许岸高, 余志金, 钟旭辉, 等.自然人群大肠癌筛查方案的比较研究.中华健康管理学杂志, 2009, 3 (3): 155-158.

11. GREENLEE R T, MURRAY T, BOLDEN S, et al. Cancer statistics, 2000. CA Cancer J Clin, 2000, 50 (1): 7-33.

12. AHLQUIST D A, ZOU H, DOMANICO M, et al. Next-generation stool DNA test accurately detects colorectal cancer and large adenomas.Gastroenterology, 2012, 142 (2): 248-256.

结肠癌个体化治疗观念已得到广泛认可

　　结肠癌是人类最常见的恶性肿瘤之一，其发病率和病死率分别居于癌症谱前列，其 5 年总生存率约为 60%。我国结肠癌自 2015 年以来已进入高发期，全国肿瘤登记中心年报信息显示，2015 年结肠癌的发病率和病死率分别位居癌症谱的第 3 位和第 5 位。北京市卫生和计划生育委员会 2015 年报告，北京市户籍居民的男性与女性结肠癌发病率分别高居癌症谱的第 2 位和第 3 位。因此，对结肠癌进行有针对性的个体化治疗近年来备受关注。应当看到，国内外大多数医疗机构的医生们已经开始重视结肠癌的规范化治疗。但同时我们也发现在结肠癌的治疗中也存在着个体差异，且个体差异决定了其治疗效果的不同，因而引出了肿瘤的个体化治疗问题。

5. 精准医学的概念

"精准医学（precision medicine）"是现代信息化高度发展的产物，是现代医学对微观世界的再认识过程的体现。"精准医学"概念由美国国家科学院下属的全国研究委员会于 2011 年首次提出。2015 年 1 月 20 日，美国总统奥巴马提出"精准医学"计划。"精准医学"是指针对特定人群开展的个体化疾病诊断、治疗及预防等医学新模式，即在充分评估个体差异的基础上，制定适宜的诊疗时间、地点、方式等。伴随分子生物学技术不断发展，人类基因谱解码，转录组、蛋白质组和代谢组等形成了海量的数据库资源，通过大数据分析的工具，生成具有个体化诊断和治疗指导价值的生物医学信息，成为精准医学得以实施的基础。因此，精准医学在本质上是利用前沿医学技术，通过对转录组、蛋白质组和代谢组等数据库进行分析，以及特定疾病类型进行生物标志物的分析与鉴定、验证与应用，从而精确定位疾病的发病机制和治疗靶点，最终实现对某一特定人群或个体进行精准治疗的目的。

奥巴马的"精准医学"计划设定了 4 个要素：①恰当的治疗（the right treatment）：其核心在于为恰当的人群提供精准的诊断信息；②恰当的时间（at the right time）：所有的医疗只有在恰当的时间节点给予，才是真正合适的；③分享和参与（give all of us access）：政府机构、医疗机构及患者对精准医学的支持和参与，并共同分享信息；④个体化信息（personalized information）：精准医学是因人和因病而异的更加精确的个体化医疗，是个体化医疗的最高境界。即便同种类型的疾病，在分子层面上的分型也会千差万别。因此，每例患者都是独一无二的，其预防、诊断和治疗信息都应个体化。

6. 结肠癌"个体化"分子分型已初见端倪

基于解剖学、组织病理学等指标进行的传统结肠癌分类方法，正遭遇到来自 *MSI*、*MMR*、*EGFG*、*KRAS*、*NRAS* 和 *BRAF* 等基因标志物及"微观"分子检测手段的严峻挑战。结肠癌的发生发展是多基因、多分子、多通路间错综复杂、相互作用的结果，在基因组学、转录组学、蛋白组学和代谢组学的背景下，结肠癌"个体化"分子分型已经初见端倪，并被用于结肠癌的个体化诊断和治疗，甚至预测远期效果。

（1）结肠癌相关分子检测及意义

①错配修复（mismatch repari，*MMR*）：*MMR* 基因可修正 DNA 复制过程中出现的错误，以保证 DNA 复制的准确性。其主要包括 *MLH1*、*MSH2*、*MSH6* 和 *PMS2* 等基因。*MMR* 基因功能缺陷常导致微卫星体（microsatellite，MS）的长度发生变化，称微卫星体不稳定（microsatellite instability，MSI）。约 15% 结肠癌的发生与 *MMR* 基因功能缺陷有关。肿瘤 *DNA* 可检出高频度的 MSI（MSI-H），其中约 12% 为 *MLH1* 基因启动子甲基化所致的散发性 MSI-H 肿瘤，约 3% 见于 MMR 胚系突变所致的 Lynch

综合征（lynch syndrome，LS）患者。临床 MSI-H 肿瘤具有右半结肠多见、组织学类型以伴黏液腺癌或低分化腺癌多见等特点。另外，MSI-H 肿瘤对以氟尿嘧啶（5-FU）为主的化疗不敏感，但预后好于微卫星稳定（microsatellite stable，MSS）的肿瘤。因此，《NCCN 结肠癌临床实践指南》建议：a. 所有 II 期肿瘤患者应进行 MMR 状态检测，以指导治疗和提示预后；b. 年龄 ≤ 70 岁或 > 70 岁但符合 Bethesda 指南的患者，应检测肿瘤 MMR 状态以排除 Lynch 综合征。需要强调的是，为提高 Lynch 综合征的检出率，越来越多的机构对初诊结肠癌患者进行 MMR 状态筛查。

② KRAS/NRAS 基因突变检测：虽然大多数结肠癌均可检出 EGFR 高表达，但 EGFR 基因在结肠癌中的突变率仅有 1% ～ 2%，研究显示，EGFR 状态并不能预测抗 EGFR 单克隆抗体的靶向治疗反应。RAS/RAF/MAPK 通路位于 EGFR 下游，RAS 突变后无须 EGFR 接受信号即可自动活化该通路，引起细胞增殖。因此，只有 RAS 基因野生型患者才对 EGFR 单抗治疗有效。KRAS 基因在结肠癌中突变率约为 40%，NRAS 突变率约 4%。2015 年版《NCCN 结肠癌临床实践指南》建议对所有转移性结肠癌进行 KRAS 和 NRAS 突变检测，有突变者不宜采用抗 EGFR 靶向治疗。

③ BRAF 基因突变检测：BRAF 在结肠癌中的突变率为 5% ～ 15%，在 MSI-H 肿瘤中突变率明显高于 MSS 肿瘤。BRAF 突变与 KRAS 突变通常是互斥的。NCCN 指南建议，对 KRAS/

NRAS 野生型的Ⅳ期患者可选择 BRAF 基因突变检测。尽管 BRAF 基因状态对 EGFR 单抗的预测作用尚存在争议,但多数研究认为 BRAF 突变提示预后不良。此外,由于 BRAF-V600E 突变仅见于 MLH1 启动子甲基化所致的 MSI-H 肿瘤中,故该检测还可用于区分散发性和 Lynch 综合征相关性 MSI-H 肿瘤。

④其他分子检测指标:虽然 RAS 基因野生型患者可选择抗 EGFR 靶向治疗,但仍有近半数的患者对治疗无反应,研究者在继续寻找其他疗效预测标记。PIK3CA 为 PI3K(磷脂酰肌醇 -3-激酶)的催化亚基,参与 PI3K/PTEN/ Akt/ mTOR 信号通路的调控,是 EGFR 的下游信号分子,在结肠癌患者中的突变率为15% ~ 20%。研究显示,PIK3CA 基因突变型结肠癌患者预后较差,且对 EGFR 单抗治疗不敏感。因此,PI3KCA 基因突变检测在提示结肠癌患者预后和指导治疗方面的意义备受关注。该通路中另一重要基因 PTEN 在结肠癌中的缺失发生率为15% ~ 20%,也被认为可能对 EGFR 单抗的疗效有预测作用。二磷酸尿苷葡萄糖醛酸转移酶(uridine diphosphate glucuronosyltransferase, UGT1A1)参与伊立替康在体内的代谢,但 UGT1A1 基因的多态性可导致部分患者对伊立替康的灭活能力降低,造成药物在体内的蓄积和不良反应。UGT1A1*28(7/7)基因型患者需降低伊立替康用量。因此,用药前可对患者的 UGT1A1*28 多态性进行检测。

(2)结肠癌的分子标志物筛选和分子分型

2012 年,癌症基因图集(Cancer Genome Atlas,TCGA)计划项目在 Nature 杂志发布了人类结肠癌的综合分子标志物特征。

至 2014 年相继出现了 6 个相互独立、基于基因表达的结肠癌亚型分类系统，后经研究合并为 4 个 CMS。① CMS1 型（微卫星不稳定的免疫型，占 14%），表现为高突变性、微卫星不稳定及免疫高度活化；② CMS2 型（经典型，占 37%），表现为上皮细胞分化，WNT 和 MYC 信号通路显著激活；③ CMS3 型（代谢型，占 13%），表现为上皮细胞分化，明显的代谢失调；④ CMS4 型（间质型，占 23%），表现为转化生长因子 TGF-β 显著激活、间质浸润和血管新生。目前，CMS 分型是最有力的结肠癌分类系统，具有清楚的生物判读性，可能成为未来临床分型和基于分型的靶向干预的基础。

通过对基因表达数据及通路激活信息的详细分析，释放出大量 CMS 分型的生物学信息。CMS1 型的特点是免疫细胞弥漫浸润相关基因高表达，主要涉及 TH1 和细胞毒 T 细胞，伴随免疫逃逸通路的高强度激活，这是 MSI 结肠癌的一个新特点。CMS2 型肿瘤表现为上皮细胞分化，WNT 和 MYC 下游靶点上调，两者均为结肠癌发生的经典通路。相反，CMS3 型虽然也表现为上皮细胞分化，但富含多种代谢产物，被认为与发生 KRAS 激活突变所需的代谢环境相适应。CMS4 型的特点为肿瘤上皮细胞向间质细胞转化（epithelial to mesenchymal transition，EMT）相关基因表达的明显上调，表现为 TGF-β 信号通路、血管生成、基质重塑通路和补体介导的炎性反应系统的激活。此外，CMS4 型肿瘤样本也表现出与基质浸润相一致的基因表达谱，细胞外基质蛋白的过表达及标本中检出更多的非肿瘤细胞。

CMS 分型与临床指标之间也存在显著关联。CMS1 型常见于女性右半结肠癌中，表现为相对更高的组织病理分化级别。与之相反，CMS2 型主要见于左半结肠癌，而 CMS4 型确诊时的肿瘤分期相对较晚（TNM Ⅲ～Ⅳ期）。

CMS 分型与患者预后也存在相关性：CMS4 型的总生存率和无复发生存率更低；CMS2 型复发后的生存率更高；CMS1 型的复发后生存率很低，这与近期研究发现存在 *MSI* 和 *BRAF* 突变的复发结肠癌患者预后更差是一致的。

（3）精准外科在结肠癌手术中的意义

"精准外科" 这一称谓普遍认为最早出现于肝胆外科，强调以精确的外科技术达到根治病灶、脏器保护和损伤控制的平衡。相比于传统外科，精准外科的特征主要体现在以下 6 个方面，即确定性、预见性、可控性、集成化、规范化和个体化，其前三者为精准外科的基本特征，而后三者则为精准外科的路径。随着影像学技术的发展，病灶的性质、部位、侵袭范围、与周围血管及脏器关系等能够得到更加精确地术前评估，从而制定更加精确和个体化的外科决策。

近年来，结肠手术的精准性大大提高，精准外科的概念逐渐被引入结肠手术中。相比于肝胆外科手术，结肠手术中精准外科更加注重解剖层次的把握、病灶切除的控制和淋巴结清扫的范围。主要包括术前的精准评估、术中的精准定位、手术的精准解剖等方面。

完整结肠系膜切除术：Hohenberger 教授在 2009 年首次提出了完整结肠系膜切除术（complete mesocolic excision，CME）的概念。以胚胎解剖学为基础，与现代外科学所推崇的精准外科理念相同的一种全新的结肠癌手术方法，也是精准外科在结肠手术的成功实践之一。

结肠癌的治疗目前仍以手术切除和综合治疗为主，随着 MSI、MMR、EGFR、KRAS、NRAS 和 BRAF 等分子检测手段从实验研究进入了临床应用，结肠癌已经跨入"分子诊断和治疗"的时代。继胶质母细胞瘤和卵巢癌之后，结肠癌是第 3 个被 TCGA 计划项目组发布癌症基因组信息的恶性肿瘤。我们完全有理由相信，随着人类结肠癌基因组数据的进一步解析，传统结肠癌的诊疗模式必将被改变，"结肠癌个体化治疗"将重新规划肿瘤分类、预防、诊断、治疗、评估预后及护理等各个临床实践节点。外科医师应该加以学习和关注精准医学，更新诊治理念，以期为结肠肿瘤患者行"个体化"治疗。

（4）多学科综合治疗模式的应用

针对具体患者的个体化治疗，有赖于临床多学科综合治疗团队。所谓多学科综合治疗团队，通常指来自两个以上相关学科，一般包括多个学科专家，形成相对固定的专家组，针对某一器官或系统疾病，通过定期、定时、定址的会议，提出诊疗意见的临床治疗模式。治疗计划的设计对于患者的治疗结果起决定性作用，计划不周或错误将导致治疗的失败，由多个专家讨论得出的治疗方案，往往要优于个人决定，其可靠性一般相对更高。Sharma 等的研究显示，96.5%的外科医师认为多学科协作模式（multidisciplinary diagonosis and treatment pattern，MDT）对直肠癌患者治疗有益。在英国，国家健康保险计划已经把直肠癌多学科综合治疗团队治疗模式列入其中，以保证患者得到最佳治疗方案。目前我国已逐渐开展多学科综合治疗结肠癌，但其深度和广度均较国外有所差距，相信随着我国社会和医学的发展，肿瘤的治疗既可以为患者节约大量经费，又可以较大地提高患者的生存率。

结肠癌患者个体差异的绝对性决定个体化治疗的必要性，其内容覆盖患者整个医疗过程，包括术前诊断及评估、手术治疗、术后化疗及靶向药物治疗等，并逐渐向多学科综合治疗模式发展。目前，个体化治疗的观念已得到学术界广泛认可，并在不断发展的同时逐步融入于临床，成为新时代下更加先进的治疗理念和指导思想，其未来必将继续存在并发展于现代医学中，以制定适用于针对特定个体的最佳治疗方案，使特定患者得到最大程度的获益。

（金　岚　王　君　铙　全　整理）

参考文献

1. The White House Office of the Press Secretary. Remarks by the President in State of the Union.

2. 姚宏伟，舒畅，胡松年，等. 从精准医学看结肠癌诊断与治疗的未来. 中华胃肠外科杂志，2016，19（1）：7-12.

3. CUNNINGHAM D，ATKIN W，LENZ H J，et al. Colorectal cancer.Lancet, 2010，375（9719）：1030-1047.

4. CUNNINGHAM D，HUMBLET Y，SIENA S，et al. Cetuximab monotherapy and cetuximab plus irinotecan in irinotecan-refractory metastatic colorectal cancer.N Engl J Med，2004，351（4）：337-345.

5. YANUS G A，BELYAEVA A V，IVANTSOV A O，et al.Pattern of clinically relevant mutations in consecutive series of Russian colorectal cancer patients.Med Oncol，2013，30（3）：686.

6. National Comprehensive Cancer Network. NCCN Clinical practice guidelines in oncology Version 3. 2015.

7. DOUILLARD J Y，OLINER K S，SIENA S，et al.Panitumumab-FOLFOX4 treatment and RAS mutations in colorectal cancer.N Engl J Med，2013，369（11）：1023-1034.

8. PARSONS M T，BUCHANAN D D，THOMPSON B，et al. Correlation of tumour BRAF mutations and MLH1 methylation with germline mismatch repair（MMR）gene mutation status：a literature review assessing utility of tumour features for MMR variant classification.J Med Genet，2012，49（3）：151-157.

中国医学临床百家

9. DAY F L, JORISSEN R N, LIPTON L, et al. PIK3CA and PTEN gene and exon mutation-specific clinicopathologic and molecular associations in colorectal cancer. Clin Cancer Res, 2013, 19 (12): 3285-3296.

10. BARDELLI A, SIENA S. Molecular mechanisms of resistance to cetuximab and panitumumab in colorectal cancer.J Clin Oncol, 2010, 28 (7): 1254-1261.

11. LIU X, CHENG D, KUANG Q, et al. Association of UGT1A1*28 polymorphisms with irinotecan-induced toxicities in colorectal cancer: a meta-analysis in Caucasians.Pharmacogenomics J, 2014, 14 (2): 120-129.

12. CANCER GENOME ATLAS NETWORK. Comprehensive molecular characterization of human colon and rectal cancer.Nature, 2012, 487 (7407): 330-337.

13. ROEPMAN P, SCHLICKER A, TABERNERO J, et al. Colorectal cancer intrinsic subtypes predict chemotherapy benefit, deficient mismatch repair and epithelial-to-mesenchymal transition.Int J Cancer, 2014, 134 (3): 552-562.

14. BUDINSKA E, POPOVICI V, TEJPAR S, et al. Gene expression patterns unveil a new level of molecular heterogeneity in colorectal cancer.J Pathol, 2013, 231 (1): 63-76.

15. SCHLICKER A, BERAN G, CHRESTA C M, et al. Subtypes of primary colorectal tumors correlate with response to targeted treatment in colorectal cell lines. BMC Med Genomics, 2012 (5): 66.

16. SADANANDAN A, LYSSIOTIS C A, HOMICSKO K, et al. A colorectal cancer classification system that associates cellular phenotype and responses to therapy.

中国医学临床百家

Nat Med, 2013, 19 (5): 619-625.

17. DE SOUSA E MELO F, WANG X, JANSEN M, et al. Poor-prognosis colon cancer is defined by a molecularly distinct subtype and develops from serrated precursor lesions. Nat Med, 2013, 19 (5): 614-618.

18. MARISA L, DE REYNIES A, DUVAL A, et al.Gene expression classification of colon cancer into molecular subtypes: characterization, validation, and prognostic value.PLoS Med, 2013, 10 (5): e1001453.

19. GUINNEY J, DIENSTMANN R, WANG X, et al. The consensus molecular subtypes of colorectal cancer.Nat Med, 2015, 21 (11): 1350-1356.

20. SHARMA A, SHARP D M, WALLKER L G, et al.Colorectal MDTs: the team's perspective.Colorectal Dis, 2008, 10 (1): 63-68.

D3 根治术和全直肠系膜切除术

　　结肠癌作为消化系统常见肿瘤，发病率逐渐升高，治疗效果没有明显改观，在该领域中尚没有国际公认标准手术，手术的质量控制标准更无法统一。截至 2016 年，美国国立综合癌症网络指南专家组建议：对于可切除的非转移性结肠癌，首选的手术程序是伴整块切除区域淋巴结的结肠切除术。这强调了结肠癌区域淋巴结清扫的重要性。有研究显示 1% ～ 8% 的 T3 ～ T4 期结肠癌患者会出现中央组淋巴结转移，切除更多的淋巴结可以延长患者术后的生存时间。很多学者试图探索并规范化结肠癌的手术治疗方法，结肠癌 D3 根治术和全结肠系膜切除手术是目前结肠癌治疗讨论最多的两种术式，国内很多医生往往并不清楚二者的区别，实际上二者有着不同的起源、发展过程和特点，本章节主要针对这两种术式进行阐述。

7. D3 根治术经过多年的探索与实践有很多证据支持,尤其在亚洲

结肠癌 D3 根治术是由日本结直肠癌研究学会(Japanese Society for Cancer of the Colon and Rectum,JSCCR)在 20 世纪 80 年代提出的,JSCCR 将结肠淋巴结分为 3 站,分别为肠旁淋巴结(N1)、中间淋巴结(N2)和中央淋巴结(N3)。日本《第 7 版大肠癌诊疗规范》对结直肠淋巴结群及淋巴结名称进行了详尽地定义和位置描述。

①肠旁淋巴结(N1)范围:应根据供应肿瘤动脉数量的不同和肿瘤与供应动脉位置的不同进行界定,肿瘤在肠旁淋巴结方向转移一般很少超过距离所供应动脉 5 cm 以上的淋巴结,一般肿瘤两侧肠管切除范围在距肿瘤 10 cm 范围内。

②中间淋巴结(N2)范围:肠系膜上动脉系统、肠系膜下动脉系统对于中间淋巴结和中央淋巴结的界定有所不同。在肠系膜上动脉(superior mesenteric artery,SMA)系统内,沿各支动脉分布的淋巴结被定义为中间淋巴结,包括回结肠淋巴结、右结肠淋巴结、结肠中动脉右支淋巴结和结肠中动脉左支淋巴结;在肠系膜下动脉(inferior mesenteric artery,IMA)系统内,沿左结肠动脉、乙状结肠动脉分布淋巴结(左结肠淋巴结,乙状结肠淋巴结),以及左结肠动脉起始部至乙状结肠动脉最下支沿 IMA 走行淋巴结(肠系膜下动脉干淋巴结)被定义为中间淋巴结。

③中央淋巴结(N3)范围:在 SMA 系统内,SMA 主干发

出的各结肠动脉（回结肠动脉、右结肠动脉和结肠中动脉）起始部分布的淋巴结被定义为中央淋巴结，包括回结肠动脉根部淋巴结、右结肠动脉根部淋巴结、结肠中动脉根部淋巴结，在肠系膜下动脉系统内，IMA 起始部至左结肠动脉起始部之间沿肠系膜下动脉分布的淋巴结被定义为中央淋巴结（肠系膜下动脉根部淋巴结）。

结肠癌 D3 根治术实施区域淋巴结清扫的范围应包括 N1、N2 和 N3 淋巴结（图 1）。有研究认为，除早期癌外，结肠癌根治术的原则一般均应达到 D3 根治术。因为结肠癌淋巴结有跳跃式转移的特点，当 N1 淋巴结有转移时，N3 淋巴结也常发生转移。2015 版《国内结直肠癌诊疗规范》对 T2 ～ 4N0 ～ 2M0 结肠癌的手术治疗，也推荐区域淋巴结清扫必须包括 N1、N2、N3 站淋巴结。

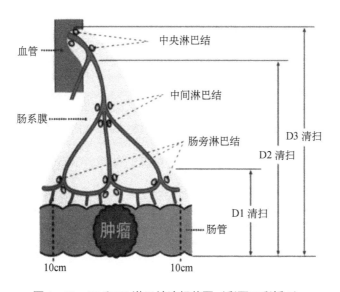

图 1　N1、N2 和 N3 淋巴结清扫范围（彩图见彩插 1）

（1）D3 根治术操作要点

标准的结肠癌 D3 根治术的操作关键点：无接触操作，血管根部断离、主淋巴结清扫，精确地间隙分离和足够的肠段切除。

无接触操作：结肠癌细胞可因手术操作而脱落播散，引起术后转移或复发，非肿瘤接触性操作能够最大限度地防止术野癌性污染和残留，对已有破溃的体表肿瘤或已侵犯浆膜表面的内脏肿瘤，应先用纱布覆盖、包裹，避免肿瘤细胞脱落、种植。腹腔操作时，应遵循全面探查，由远及近的原则，先探查远处，最后才探查肿瘤。这样可尽量避免将肿瘤细胞带至其他部位，探查动作需轻柔，以免挤压造成癌栓脱落播散。探查时必须记录肝脏、胃肠道、子宫及附件、盆底腹膜及相关肠系膜和主要血管淋巴结和肿瘤邻近脏器的情况。

血管根部断离，主淋巴结清扫：应遵循"先中心后周围、先淋巴后血管、先静脉后动脉"的原则，采用中间入路的方法，先清扫远处淋巴结，然后清扫邻近淋巴结；先分离肠系膜根部血管，游离至血管根部；先结扎阻断肿瘤部位输出静脉，然后结扎处理动脉，可减少术中癌细胞进入循环的可能，减少癌细胞通过淋巴道或血道转移。行右半结肠 D3 根治术时，需将胰头十二指肠前筋膜完整切除，将肠系膜上静脉（superior mesenteric vein, SMV）外科干充分显露，高位结扎肠系膜根部血管，淋巴结清扫须至肠系膜上血管周围，只有在充分显露外科干后才能达到 D3 淋巴结清扫的目的（图 2）。左半结肠 D3 根治术的关键是解剖肠系膜下血管；横结肠切除术的关键在于胰腺钩突内侧和胰腺下缘的肠系膜上血管及结肠中血管。

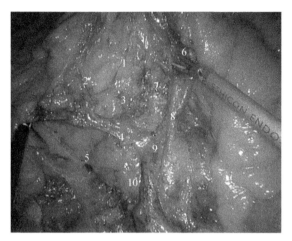

1. 胃网膜右静脉；2. 右结肠静脉；3. 胃结肠干；4. 胰腺头部；
5. 十二指肠；6. 结肠中动静脉；7. 胰腺颈部；8. 肠系膜上动脉；
9. 肠系膜上静脉（外科干）；10. 回结肠血管。

图 2　D3 根治术（彩图见彩插 2）

精确地间隙分离：升结肠和降结肠属于腹腔间位器官，位置较固定，横结肠和乙状结肠属于腹腔内位器官，被脏层腹膜包裹，游离活动度较大。肿瘤向脏层腹膜侵犯可穿至其他层次。腹后壁的层次由浅至深依次为融合筋膜（Toldt 筋膜）、腹膜下筋膜和腰肌筋膜。筋膜对阻止癌肿扩散起着重要的屏障作用。因此，根据整块切除的原则，当一层筋膜被癌侵犯时，应将其深面的一层筋膜也切除，以包住癌组织使之不与留下的健康组织发生接触。

足够的肠段切除：结肠癌的边缘淋巴结大部分距肿瘤 10cm

以内，手术时如准确切除距癌肿边缘各 10cm 以上的两侧肠管，即可达到根治性切除的要求。

（2）D3 根治术疗效判定

D3 根治术经过多年的探索与实践有很多证据支持，尤其在亚洲。早在 2007 年，日本就已有 83% ～ 99% 无远处转移的结肠癌患者行 D3 根治术，其中 Ⅱ 期结肠癌患者 5 年生存率可达 91%，Ⅲ 期结肠癌患者 5 年生存率可达 62%。随着微创技术的成熟，腹腔镜下 D3 根治术也被推广开展起来，很多研究证实腹腔镜下开展 D3 根治术同样是安全有效的，并没有增加术后并发症的发生率，并且可以缩短住院时间。2010 版 JSCCR 指南推荐对于 Ⅱ、Ⅲ 期结肠癌患者常规行 D3 根治术。因此，结肠癌 D3 根治术在治疗非转移性结肠癌方面是安全有效的。

8. 尚无证据证实 CME 手术可以作为结肠癌手术治疗的金标准

虽然 D3 淋巴结清扫术的概念提出较早，但日本学者似乎仅强调了 D3 淋巴结清扫而未重视完整结肠系膜的切除。Heald 等在 1982 年首次系统提出全直肠系膜切除（total mesorectal excision，TME）。TME 理论认为直肠周围组织与盆壁之间存在着盆腔筋膜脏壁两层构成的间隙。广义的直肠系膜是指盆腔筋膜脏层包裹的直肠周围血管及淋巴、脂肪组织。TME 可显著降低局部复发率、改善预后，目前已被作为直肠手术的金标准。

2009 年，Hohenberger 等首次将直肠癌 TME 的概念推广应用到结肠癌，提出 CME 作为一种理念来规范结肠癌的手术治疗，指出 CME 技术要点首先要保证脏层筋膜完整的锐性游离，清扫肠系膜根部淋巴结，然后高位结扎中央营养血管，而对于侵及周围脏器组织则行联合脏器的扩大切除。CME 遵循的外科平面同 TME 所遵循的平面从胚胎期就已经开始互相延续，最终统一于整个 Toldt 融合平面。沿着这一无血管平面进行解剖，可以避免损伤肾、输尿管和生殖血管等腹膜后脏器，避免损伤自主神经和血管，还能保持肠系膜的完整性。与直肠一样，结肠的淋巴引流同样被结肠脏层筋膜像"信封"一样包被局限于系膜内，而开口于血管根部，CME 高位结扎血管根部的同时可以彻底清扫这些淋巴结。

（1）CME 的手术操作要点

CME 的手术操作主要有以下四方面技术要点：①保证脏层筋膜完整的锐性游离；②肠系膜根部淋巴结清扫；③中央血管的高位结扎；④联合脏器的扩大切除。只有同时达到上述要求，才能称为完整结肠系膜切除术。

首先是分离处理系膜的壁层和脏层。对于右半结肠癌要应用 Kocher 手法掀起胰头及十二指肠，游离系膜根部直至 SMA 的起始部以达到良好暴露相应的营养血管的目的。从覆盖胰腺钩突和十二指肠表面的系膜对侧游离结肠系膜根部以充分暴露 SMV 和后面的 SMA。而对于左半结肠癌则首先游离脾曲，整个降结肠和乙状结肠系膜从后腹膜平面上锐性分离开，要保证保留肾周脂肪，同时输尿管和生殖血管要被腹膜下筋膜（Gerota 筋膜）覆盖。对于横结肠癌，大网膜要从横结肠上分离开以充分暴露小网膜囊，然后在胰腺下缘分开横结肠系膜的两层。笔者认为在上述分离过程中，应通过锐性分离和准确寻找正确解剖间隙严格保持结肠系膜的完整性，以保证达到整块切除。由于升结肠及降结肠为腹膜间位器官，胚胎期左、右半结肠及其系膜通过一系列旋转形成左、右 Toldt 筋膜，它们的外缘与侧腹壁腹膜相连处形成左右 Toldt 线，术中可作为参考标志以分离显露 Toldt 融合平面达到保持结肠系膜完整性的目的。

然后是淋巴结清扫。结肠癌的淋巴结转移的第一站是肠周淋巴结，但一般范围不超过原发肿瘤周围 10 cm。然后沿营养血管向中央组转移。右半结肠的主要营养动脉是回结肠动脉、右结肠动脉和结肠中动脉。但对于肝曲的结肠癌，在胰头可以发现 5.0% 的阳性淋巴结，另外有大约 4.0% 的阳性淋巴结沿胃大弯侧胃网膜动脉弓出现。对于横结肠癌，肿瘤可直接到达此弓并持续生长。因此，对于胃大弯侧胃网膜动脉弓对侧的横结肠肿瘤应至少游离 10 ～ 15 cm 的胃大弯。横结肠癌的淋巴引流是沿着结肠中动脉进行的，但还应考虑到横结肠癌包括肝曲及脾曲和降结肠的近端还可能沿回结肠动脉及左结肠动脉存在多方向的淋巴回流。乙状结肠的淋巴回流是沿着营养动脉单方向进行的，在高位结扎肠系膜下动脉时就可以像处理直肠癌一样清扫相应淋巴结。笔者认为，根据这些淋巴回流的特点，中央高位结扎营养血管、清扫区域淋巴结及回流静脉的结扎应在完整地游离结肠系膜脏层和壁层之后进行。

随后是中央营养血管的高位结扎。对于右半结肠和横结肠的肿瘤，在完整游离右半结肠至系膜根部后，整个肠管可以很容易地顺时针旋转，然后可以充分暴露 SMA 和 SMV 的起始部。根据淋巴回流方式，将回结肠血管从其在 SMA 和 SMV 的起始处分离开（如果存在右结肠血管同样分别处理）。对于回盲部和升结肠癌，仅需在根部分离结肠中血管的右支。考虑到血管变异的存在，对于横结肠癌和肝曲、脾曲癌则应在结肠中动脉和静脉的根部确切结扎。右结肠静脉常规汇入胃网膜上静脉，一部分并行为胃结肠干，为防止意外的大出血，一般首先处理它。在暴露了位于其右前方的 SMV 后，IMA 就暴露出来了，偶尔由于回结肠动脉走行于 SMV 的下方可以有助于 IMA 的分离。为防止术后相应并发症如胃动力障碍等，应完整保留周围的自主神经丛。如果位于胰头的淋巴结可疑，可以通过根部结扎右胃网膜动脉来清扫相应的淋巴结，而胰十二指肠上动脉通常是保留的。对于降结肠癌，SMA 的根部通常保留，前提是根部结扎左结肠动脉并清扫 SMA 根部淋巴结，确切保留骶前神经。对于接近乙状结肠的降结肠癌，应分离至位于胰腺下缘的 IMA 和肠系膜下静脉（inferior mesenteric vein，IMV）的根部。

最后是联合脏器的扩大切除。如果任何结肠外器官或组织被侵犯，分离平面扩展至超越被侵犯器官或组织的上一个未被侵及的胚胎学层面。应通过整块切除来实现，任何试图分离肿瘤同周围组织的黏连都可能导致肿瘤的腹腔播散转移和原位复发。

高位结扎营养血管和锐性分离胚胎学层面是两个重要的肿瘤学原则：保持整个标本的系膜脏层连续性和完整性，以达到完整包裹肿瘤及其淋巴回流。因为淋巴转移是沿着营养血管发生的，确切的高位结扎能保证最大程度的淋巴结清扫。因为结肠癌淋巴转移沿肠管转移很少超 10 cm，而是沿营养血管由一级动脉弓向中心血管方向向下一级动脉弓转移，因此，这个原则显得尤为重要。

（2）CME 疗效判定

评价 CME 手术效果的指标是生存率、局部复发率是否有变化，以及手术并发症发生率是否升高。不论从肿瘤学还是从解剖学角度，CME 手术都更倾向于会带来更好的治疗效果。Hohenberger 等的大样本的回顾性数据显示，CME 可最大限度地减少腹腔肿瘤播散和获得最大限度的区域淋巴结清除，从而获得更低的局部复发和更好的生存受益。可清除更多数量的淋巴结（中位数 32 枚，预后切分值为 < 28 枚 *vs.* ≥ 28 枚），5 年局部复发率从 6.5% 下降至 3.6%，而癌症相关性生存率则由 82.1% 增加到 89.1%。随后 Pramateftakis 等报道了他们的 CME 经验，术后并发症发生率为 13.9%（16/115），包括切口感染、肠瘘、出血和深静脉血栓等，术后 5 年生存率为 72.4%（55/76）。Bertelsen 等

也于 2010 年报道了行 CME 后，高位血管结扎长度由 7.1 cm 提高到 9.6cm，淋巴结清扫数目由 24.5 枚提高到 26.7 枚，达到 R0 切除，并且没有提高手术并发症发生率。West 等报道在英国利兹通过 CME 的宣教可以提高结肠癌的手术质量，行 CME 的术后标本质量明显优于传统手术组。将结肠系膜完整切除，相对于传统手术可以提高患者 5 年生存率，减少肿瘤复发。国内学者叶颖江等早期开展了对 CME 手术的研究，他们回顾性分析 31 例非转移结肠癌（不合并肠梗阻）的临床资料，结果显示，所有患者中位手术时间 2.75 小时，术中出血量 100 mL，手术并发症率 12.9%（4/31）。中位术后排气时间 4 d，排便时间 6 d，住院时间 19.5 d。患者出院 30 d 内再住院率和术后 30 d 病死率为 0。这些结果表明 CME 组与传统手术相比能更好地改善生存，同时并没有增加手术并发症的发生率。但是目前以上研究的证据等级均不高，并没有随机对照研究可以更好地证实 CME 手术可以作为结肠癌手术治疗的金标准。

随着微创技术的进步，腹腔镜结直肠手术已成为常规术式。腹腔镜 CME 可以发挥其优势，更好地实现切除肿瘤时的无瘤操作。Adamina 等报道对右半结肠癌行腹腔镜 CME 的经验，采用 4 孔操作，中间入路，在技术层面可行，同时研究结果显示没有提高并发症发生率，术后患者恢复快，证实腹腔镜 CME 是一种安全有效的手术方式。与传统手术相比，腹腔镜手术同样能够切除足够长度的肠管、清扫出足够数量的淋巴结和更加精确地高位血管结扎,同时具有低并发症发生率、快速恢复等优点。但腹腔镜 CME 手术存在学习曲线长、操作难度大等问题,NCCN 结肠癌指南及中国版结肠癌指南均建议腹腔镜手术需由有经验的医师进行操作。

9. D3 根治术在亚洲人群中应用更广,历史更悠久;CME 近些年发展迅速

CME 到目前为止还是一个比较新的概念,在西方国家也是争论比较多的一种术式。相比而言,D3 根治术在亚洲国家,尤其是中、日、韩等国家,已经实践了 10 年以上,并且在日本被 JSCCR 高度推荐应用于 Ⅱ、Ⅲ 期结肠癌患者。

在我国,传统结肠癌根治术的淋巴结清扫一般到 N2,即沿着结肠各主干血管切断,而 CME 和 D3 根治术扩大了淋巴结清扫的范围,都已经达到第三站淋巴结即肠系膜根部淋巴结的清扫,与传统结肠癌根治术相比,增加了切除淋巴结的数量,在一定程度上提高了阳性淋巴结的切除率。同时,按照淋巴结转移规律,两种术式都使淋巴结清扫达到最大化,这对于结肠癌术后准确分期和患者生存都是有益的。很多研究显示淋巴结清除数量和 Ⅱ、Ⅲ 期结肠癌患者的生存呈正相关。同时由于结肠癌淋巴转移存在跳跃转移的情况,清除掉更高级别的淋巴结可以使疾病分期更准确。

D3 根治术与 CME 手术在手术操作要点上有很多相同之处,

比如血管根部结扎、系膜根部淋巴结清扫等。但与 D3 根治术相比，CME 更强调的是保持结肠系膜的完整性和连续性，要求将包绕肿瘤、血管及淋巴结的脏层筋膜完整剥离切除，术中尽量避免牵拉挤压肿瘤，防止脏层筋膜在分离中发生破损，分离结肠系膜时常采用锐性分离，沿结肠系膜周围的脏壁层筋膜之间的无血管区域进行，直至完整地将脏层筋膜游离下来。这样可以防止因肿瘤细胞受挤压而发生的播散。CME 同时还强调要切除肿瘤两端足够长度的肠管。日本学者发现结肠肿瘤 10cm 以外的肠管几乎不发生转移，因此，建议 D3 手术切除的断端肠管不超过肿瘤两侧 10cm，相对于 CME 而言，切除的肠管长度要短。有研究发现 CME 在切除更多的肠管的同时也切除了更多的淋巴结和系膜。在系膜切除方面，CME 的要求高于 D3 手术，除了强调淋巴结要清扫到 D3，同时还强调结肠系膜前后叶的完整性及结肠系膜足够的切除范围，以保证结肠系膜包裹的淋巴结及淋巴管可以完整切除。WEST 等比较了德国 CME 手术和日本 D3 根治术的病理标本，同样发现在切除的组织长度、系膜面积和切除的淋巴结数量方面，CME 手术都要明显优于 D3 根治术，但是两种术式在患者的生存和局部复发方面并无差异。Hao Feng 等入组了 38 例 Ⅱ / Ⅲ 期结肠癌患者，随机行腹腔镜 CME 或 D3 根治术，虽然 CME 手术切除的标本系膜面积更大，淋巴结数量更多，但是二者在术后肠道功能恢复时间和术后并发症发生率等方面没有差异。

D3 根治术在亚洲人群中应用更广，历史更悠久，尤其在日本、韩国等已经作为常规手术应用，而 CME 作为一种以系膜解剖为基础的术式在近些年发展迅速，二者有着各自的特点。从目前尚有的证据来看二者在治疗效果方面差别不大，都为结肠癌治疗效果进一步改善带来了希望，即使在提倡肿瘤多学科综合治疗的今天，手术治疗在结肠癌的治疗中仍然占有主导地位，但目前结肠癌的手术治疗仍没有明确规范，希望更多的外科医生可以进一步探索创新，积累更多的循证医学证据，规范结肠癌的手术治疗。

（杨盈赤 李 俊 王劲夫 整理）

参考文献

1. National Comprehensive Cancer Network. NCCN clinic al practice guidelines in oncology：Colon Cancer. V.2.2016. http：// www.nccn.org，2016.

2. 刘荫华，姚宏伟. 第 7 版日本《大肠癌诊疗规范》解读与结直肠癌手术实践. 中国实用外科杂志，2012，32（9）：708-713.

3. 国家卫生计生委医政医管局，中华医学会肿瘤学分会. 中国结直肠癌诊疗规范（2015 版）. 中华胃肠外科杂志，2015，18（10）：961-973.

4. 林锋，李勇. 结肠癌 D3 手术规范化实施和关键点. 中国实用外科杂志，2011，31（6）：481-484.

5. 肖毅，邱辉忠，吴斌，等. 腹腔镜下根治术性右半结肠切除术的手术效果和肿瘤学疗效. 中华外科杂志，2014，52（4）：249-253.

6. OKUNO K. Surgical treatment for digestive cancer. Current issues - colon cancer.

Dig Surg，2007，24（2）：108-114.

7. PARK J S，CHOI G S，LIM K H，et al. Clinical outcome of laparoscopic right hemicolectomy with transvaginal resection，anastomosis，and retrieval of specimen.Dis Colon Rectum，2010，53（11）：1473-1479.

8. LEE S D，LIM S B. D3 lymphadenectomy using a medial to lateral approach for curable right-sided colon cancer.Int J Colorectal Dis，2009，24（3）：295-300.

9. WATANABE T，ITABASHI M，SHIMADA Y，et al. Japanese Society for Cancer of the Colon and Rectum（JSCCR）guidelines 2010 for the treatment of colorectal cancer. Int J Clin Oncol，2012，17（1）：1-29.

10. HEALD R J，HUSBAND E M，RYALL R D. The mesorectum in rectal cancer surgery--the clue to pelvic recurrence?Br J Surg，1982，69（10）：613-616.

11. HOHENBERGER W，WEBER K，MATZEL K，et al. Standardized surgery for colonic cancer：complete mesocolic excision and central ligation--technical notes and outcome.Colorectal Dis，2009，11（4）：354-364，discussion 364-365.

12. 张忠涛，杨盈赤. 结肠癌完整结肠系膜切除术的技术要点. 中华普外科手术学杂志（电子版），2012，6（2）：126-131.

13. PRAMATEFTAKIS M G. Optimizing colonic cancer surgery：high ligation and complete mesocolic excision during right hemicolectomy.Tech Coloproctol，2010，14（Suppl 1）：S49-S51.

14. BERTELSEN C A，BOLS B，INGEHOLM P，et al. Can the quality of colonic surgery be improved by standardization of surgical technique with complete mesocolic excision?Colorectal Dis，2011，13（10）：1123-1129.

15. WEST N P，SUTTON K M，INGEHOLM P，et al. Improving the quality of

中国医学临床百家

colon cancer surgery through a surgical education program.Dis Colon Rectum，2010，53（12）：1594-1603.

16. 叶颖江，高志冬，王杉，等 . 完整结肠系膜切除在结肠癌手术治疗中的应用 . 中国实用外科杂志，2011，31（6）：494-496.

17. EMMANUEL A，HAJI A. Complete mesocolic excision and extended（D3）lymphadenectomy for colonic cancer：is it worth that extra effort? A review of the literature.Int J Colorectal Dis，2016，31（4）：797-804.

18. ADAMINAA M，MANWARING M L，PARK K J，et al. Laparoscopic complete mesocolic excision for right colon cancer.Surg Endosc，2012，26（10）：2976-2980.

19. CHOW C F，KIM S H. Laparoscopic complete mesocolic excision：West meets East.World J Gastroenterol，2014，20（39）：14301-14307.

20. CHANG G J，RODRIGUEZ-BIGAS M A，SKIBBER J M，et al. Lymph node evaluation and survival after curative resection of colon cancer：systematic review.J Natl Cancer Inst，2007，99（6）：433-441.

21. FENG H，ZHAO X W，ZHANG Z，et al. Laparoscopic Complete Mesocolic Excision for Stage ⅡⅢ Left-Sided Colon Cancers：A Prospective Study and Comparison with D3 Lymph Node Dissection.J Laparoendosc Adv Surg Tech A，2016，26（8）：606-613.

22. WEST N P，KOBAYASHI H，TAKAHASHI K，et al. Understanding optimal colonic cancer surgery：comparison of Japanese D3 resection and European complete mesocolic excision with central vascular ligation.J Clin Oncol，2012，30（15）：1763-1769.

完全腹腔镜下结肠癌根治性手术

腹腔镜外科手术作为一种常规的手术方式，在结肠癌的外科治疗中已经得到广泛的推广和应用。几项大型的前瞻性 RCT 临床研究已经证实腹腔镜手术和开放手术在恶性肿瘤根治性上的效果相当，患者的远期生存并没有显著差异。目前腹腔镜手术技术主要分为：手助腹腔镜手术、腹腔镜辅助手术、完全腹腔镜手术、单孔腹腔镜手术、机器人辅助腹腔镜手术及各种软镜设备的应用技术。腹腔镜结肠癌根治性手术主要包括以下几项技术难点：系膜游离技术、血管裸化及淋巴结清扫技术、肿瘤完整切除技术及消化道重建技术。

传统的腹腔镜手术多采用腹腔镜辅助手术技术，即在腹腔镜下完成系膜的游离、血管裸化、淋巴结清扫及肿瘤的切除，之后在腹部开一个辅助切口，将肠管提出到腔外完成消化道的重建，并将标本经辅助切口取出。完全腹腔镜下结肠癌根治性手术作为一种新起的手术方式，不需要在腹部做额外的辅助手术切口，而是在腹腔内完成肿瘤的根治性切除及消化道的吻合。在完全腔镜下进行肿瘤的完整切除及规范化的淋巴结清扫技术与传统腹腔镜辅助手术没有较大的差异，而且已经相当成熟，但是消化道的重建存在一定难度。另外，如何在损伤更小的情况下有效地取出标本也没有统一的标准。

相比于常规的腹腔镜辅助结肠癌根治术，完全腔镜下手术的腹部切口较小，甚至可以避免除 Trocar 以外的腹部切口，这样大大降低了切口相关并发症的发生，减少了对患者的创伤，加快了术后康复速度。而消化道吻合的全部操作步骤均在腹腔内完成，不必将肠管提出体外，减少了肠管的游离长度，避免了术中对肠管过度牵拉等操作造成的损伤。同时，吻合时手术视野更加清晰，血管位置更加明确，能够保证吻合口处的肠管有充足的血运供应。而腔外消化道吻合容易引起肠管组织缺血、肠系膜扭转。另外，通过标本袋取出肿瘤标本，降低了肿瘤腹腔内扩散及切口种植转移的可能。

由于完全腹腔镜手术技术具有操作更加精细、损伤更小、患者术后恢复更快等诸多优势，正被越来越多的外科医生在临床中尝试和探索。本章将对该种术式在结肠癌外科治疗中的最新研究进展进行阐述。

10. 完全腹腔镜下右半结肠癌根治性手术疗效仍需要大型前瞻性随机对照研究进一步探索和验证

（1）最新研究进展

完全腹腔镜下右半结肠切除术用于右半结肠癌的外科治疗。1994 年，该术式首次在临床患者身上应用，直到 2004 年以后这项手术技术才得以规范和推广。在所有类型的结直肠手术中，右半结肠切除术是技术难度最高的，特别是完全腹腔镜技术的应用，更增加了对手术团队的技术要求。右半结肠切除术中，需要游离并切除较多的肠管，而且此区域的血管丰富，解剖变异多，术中操作时容易出现大出血等术中并发症，中转开腹比例也随之增高（10% ～ 20%）。另外，在腔内进行消化道重建时，需要全程使用器械对结肠管断端用吻合器进行吻合，并在腔镜下手工缝合或器械关闭肠管缺口，这对术者的技术要求较高，需要一定数量的手术积累才能顺利完成，因此，这也是完全腹腔镜手术在大部分结直肠手术中无法广泛推广的原因。

完全腹腔镜右半结肠切除术包括 10 个主要操作流程，可概括为从侧方向中间路径进行肠管游离、体内血管结扎离断、在体内完成回结肠吻合，最后用标本袋将标本取出。由于吻合之前的操作步骤与腹腔镜辅助手术并无显著差异，这里主要介绍消化道重建及标本取出的相关内容。

目前关于完全腹腔镜手术与腹腔镜辅助手术的前瞻性对比研

究较少，多以回顾性研究为主，只有一项前瞻性 RCT 研究，由意大利学者开展。Vignali 等在研究中对比了完全腹腔镜技术与腹腔镜辅助技术在右半结肠切除术中的差异，两种术式的区别是消化道重建是在腔内还是腔外完成，两种手术方式均采用回结肠顺蠕动侧侧吻合，吻合使用直线型吻合器完成，吻合后的肠管开口使用双层连续缝合关闭，完全腹腔镜手术是经脐正中切口取出标本。研究总共纳入了 60 例右半结肠癌患者，随机分到两个治疗组中，结果显示：完全腹腔镜的手术时间 [（158.5±30.8）min *vs.*（135±27）min，P=0.04]、消化道重建时间 [（22.9±10.7）min *vs.*（10.1±3.9）min，P=0.01] 更长，腹部切口长度 [（5.1±1.1）cm *vs.*（6.5±1.2）cm，P=0.01] 更短，肠道功能恢复时间 [排气时间：（1.8±0.8）d *vs.*（2.3±1.2）d，P=0.06；排便时间：（3.0±1.7）d *vs.*（3.9±1.8）d，P=0.048] 更快，术后麻痹性肠梗阻的发生率更低（3.3% *vs.* 23.3%，P=0.05），而两组术后并发症总体发生率和住院时间没有显著差异，所有患者无 1 例中转开腹发生。他们认为对于手术经验丰富的外科医生团队而言，采用完全腹腔镜技术可以获得更佳的术后胃肠道功能恢复效果，而远期预后仍需继续随访观察。

西班牙学者 Abrisqueta 等回顾分析了 173 例完全腹腔镜右半结肠切除术，手术平均时间为 142（60～270）min，中转开腹比例为 9.2%，平均住院日为 5.7（1～35）d，但是并发症发生率（22.54%）、二次手术比例（5.2%）和再次入院比例（5.2%）

均较高，以上结果说明这项手术技术有一定的难度，而且有一定的适应证。

Tu 等回顾性对比了 56 例行完全腹腔镜下右半结肠切除术的患者与 29 例行腹腔镜辅助右半结肠切除术的患者，结果显示两者在手术时间、淋巴结清扫程度和住院时间上没有差异。完全腹腔镜手术回结肠吻合时间更短 [平均（13.06±0.182）min $vs.$（15.59±0.238）min，$P < 0.001$]，术中失血更少 [83.21（56.5～100.5）mL $vs.$ 93.39（75.8～110.3）mL，$P < 0.001$]，肠道功能恢复更快 [（2.57±0.08）d $vs.$（3.10±0.11）d，$P < 0.001$]，术后疼痛评分更低 [（5.82±0.14）分 $vs.$（7.03±0.18）分，$P < 0.001$]，术后并发症发病率更低（1.8% $vs.$ 20.6%，$P=0.006$）。另外，所有病例均无中转开腹发生。

意大利学者 Trastulli 等进行了一项多中心回顾研究，对比了完全机器人、完全腹腔镜与腹腔镜辅助右半结肠癌根治术的区别，结果发现：不论是完全机器人手术技术还是完全腹腔镜技术，在短期术后恢复方面均优于腹腔镜辅助技术，术后恢复排气的时间更快，住院天数更短，而在肿瘤根治程度及并发症方面，三者没有显著区别。

2013 年发表的一篇 Meta 分析研究对比了腹腔镜手术腔内消化道重建和腔外重建在右半结肠癌手术中的差异，总共纳入了 425 例患者，结果显示：腔内吻合术后肠道功能恢复更快，首次排气和进食固体食物的时间都要显著快于腔外吻合，而且止痛药物的使用量明显减少，住院时间大大缩短，而在手术时间、腹部切口长度、淋巴结清扫个数、术中及术后并发症、胃管再次插入率、二次手术及二次住院率上均没有统计学差异。2016 年发表的 1 篇 Meta 分析也针对腹腔镜右半结肠切除术，对比了腔内消化道重建和腔外重建的差异，总共纳入了 12 项对比研究（非随机对照），共计 1492 例患者，结果发现：两者在术后病死率上没有差异，腔内消化道重建的短期并发症发生率显著降低，住院时间缩短。但在住院时间这项数据上，各项研究间有显著的异质性。随后他们又对数据进行了亚组分析，统计了 2012 年以后发表的研究数据结果，上述的数据异质性消失，且两种吻合方法的差异性更加显著。

2018 年美国的一项多中心回顾性研究总共纳入了 1029 例患者，发现腔内吻合手术时间短、中转开腹率低、住院时间短，且术后 1 个月内并发症发生率更低。2017 年发表的一篇 Meta 分析总共纳入了 1957 例患者数据，他们发现腔内吻合术中出血量更少，腹壁切口长度短，术后恢复排气更快，进流食时间更早，住院时间短，而在肿瘤根治、吻合口相关并发症及中转开腹上，与腔外吻合没有差异。

最近，重叠式三角吻合法开始在完全腹腔镜下右半结肠切除术中兴起，该吻合方法与传统的腔内三角吻合法相比，吻合时间更短，有望成为手术医生的另一种选择。

（2）手术的争议点

目前完全腹腔镜技术仍没有统一的标准，特别是消化道重建，可以采用腔镜下手工缝合、完全器械吻合和器械联合手工缝合三种方式。第一种方式由于操作时间较长，手术难度大，临床中已基本不应用。后两种手术方式的区别在于，当利用直线型吻合器完成回结肠吻合后，回肠和结肠共同开口闭合的方法不同。前者是再次利用直线型吻合器闭合，后者是在腔镜下手工缝合。关于两者的优劣，仍缺乏临床研究的数据对比分析。完全器械吻合的操作时间更短，肠内容物不易外渗到腹腔内，减少了对腹腔污染的机会，同时可以减少对肠壁组织的创伤，但是手术耗材更多，吻合口狭窄的可能性增加。而器械联合手工缝合对术者的技术要求较高，手术时间延长。因此，具体选择何种手术方式，还需要根据术者的经验判断和习惯进行选择。

笔者中心大部分手术多采用完全器械吻合，手术时间短，术后并发症发生率并没有增加。而手工缝合具体是单层缝合还是双层缝合也存在争议。Reggio 等学者回顾分析了 162 例完全腹腔镜下右半结肠切除术，其中采用单层缝合患者 77 例，双层缝合患者 85 例，两种缝合方法的时间（单层缝合平均时间 17 min *vs.* 双层缝合平均时间 20 min，*P*=0.109）上没有差异，双层缝合的术后吻合口漏（anastomotic leakage，AL）的发生率（双层缝合 1.2% *vs.* 单层缝合 7.8%，*P*=0.044）更低，住院时间 [双层缝合 6（4 ～ 26）d *vs.* 单层缝合 8（4 ～ 34）d，*P*=0.011] 更短。意大利的一项多中心研究也发现：双层缝合的吻合口漏发生率更低，而连续缝合比间断缝合的出血更少，吻合口漏发生明显减少。另外，他们还发现，使用倒刺线关闭共同开口，以及预先在开口两端缝合牵引线牵引可以减少出血和吻合口漏的发生。

回结肠吻合的另一个问题是采取顺蠕动还是逆蠕动吻合。顺蠕动吻合会造成回肠系膜末端的扭转，在回降结肠吻合时，扭转角度为90°，在回横结肠吻合时，这种扭转更为严重，扭转角度可达180°，但是逆蠕动吻合却不会产生任何问题。尽管如此，部分学者仍然建议采用顺蠕动吻合的方法，因此种吻合更接近正常的肠道生理结构，有利于术后肠道功能的恢复。最新的1篇系统综述显示：两种吻合方法在吻合失败及吻合口相关并发症方面没有差异。2019年发表的1篇RCT研究比较了两种吻合方法的区别，除了在首次排气、排便时间上，逆蠕动吻合要早于顺蠕动吻合，其他方面两种没有任何差异。笔者中心在临床中多采用顺蠕动的方式进行吻合，患者的术后恢复良好，并没有明显并发症发生。

另外，肠系膜裂孔是否关闭也是一个争议的焦点。有学者认为系膜裂孔如果不关闭，可易导致小肠襻嵌入裂孔从而形成疝，引起肠管的嵌顿、绞窄、坏死和梗阻，也会增加肠系膜和吻合口扭转的发生率。而有学者认为关闭肠系膜裂孔增加术后肠梗阻及吻合口裂开的发生风险，特别是对于肥胖患者，这种情况的发生率更高。有研究显示：在完全腹腔镜下右半结肠切除术中，消化道吻合完成后未关闭缺损的系膜裂孔，术后也无内疝的发生。目前大部分学者认为结肠癌手术后的系膜裂孔较大，不会增加内疝的发生率。

肿瘤标本的取出方式直接影响完全腹腔镜手术的微创效果。目前主要有经自然腔道及腹部小切口两种方式。Kayaalp 等学者在 3 例腹腔镜右半结肠切除术中，在结肠残端经腹腔镜器械开口，采用经肛门插入结肠镜，肠镜通过结肠残端开口进入腹腔，将肿瘤标本拉入肠管中，经大肠和肛门取出，手术效果理想，无切口或深部组织感染和其他相关并发症发生。女性患者此时也可考虑经阴道做切口取出标本。Stipa 等学者在 2 例右半结肠切除术、1 例横结肠切除术和 4 例左半结肠切除术中采用经阴道取出标本的方法，从而在吻合时减少了结肠的游离操作和腹部切口的数量，所有患者均无术中并发症及中转开腹发生，均在 1 ～ 2 天内排气，2 ～ 3 天内有肠道蠕动，术后第 2 天即可进清流食物，3 天进食半流质食物，而且术后随访过程中也无肿瘤复发及泌尿生殖系统异常。在经人体自然腔道如直肠、阴道取出标本时，有时因为标本直径过大，无法顺利取出，可以沿着标本肠管将肠系膜离断，这样可以方便标本的取出，同时也不会造成肿瘤在腹腔的播散转移。但是这种标本取出方法有一定的适应证，对于体积特别巨大的肿瘤，无法将标本经自然腔道牵出。腹部小切口主要有扩大脐部 Trocar 原切口和腹部横切口两种方式，腹部横切口有更好的美容效果，切口相关并发症发生率低，特别是切口疝的发生显著下降。大部分临床研究在对比完全腹腔镜与腹腔镜辅助手术时，选择此种切口作为完全腹腔镜手术取出标本的方法。

（3）手术技术要点

完全腹腔镜手术技术尽管存在着上述诸多优势，但是仍存在一些不足。①器械吻合采用的是外翻缝合的方式，而传统的手工吻合是内翻缝合，这在无形中增加了器械吻合后并发症的发生风险；②回结肠吻合时，直线型切割闭合器的钉舱长度为 60 mm，吻合口术后容易狭窄；③完全腹腔镜手术中需要处理横结肠时，需要腹部另开切口放入新的通道；④术中如果吻合前肠管准备不理想或吻合效果不理想，就需要使用器械进行多次的切割闭合操作，甚至开腹手工进行消化道的重建。

完全腹腔镜技术对术者要求较高。在右半结肠癌根治术中，需要注意以下几点：①小肠需要游离足够的长度，吻合时应将横结肠残端与回肠残端置于左中上腹，可避免在吻合时对横结肠的过度牵拉；②横结肠、回肠的开口位置应在肠管的对系膜缘，可有效避免吻合器激发时对肠管造成的损伤，同时开口不宜过大，以能插入直线型吻合器机械臂即可；③吻合时需要术者与一助的积极配合，注意器械牵拉肠管的方向，必要时一助的操作位置可由患者左侧转移至右侧，将肠管开孔的一角拉向右上腹，与吻合器的方向保持水平，方便术中完成消化道吻合。

目前笔者中心连续完成了大量完全腹腔镜下右半结肠癌根治术，利用直线切割闭合器完成腔镜下的回肠横结肠侧侧吻合，标本经脐下扩张切口取出，无中转开腹发生，手术平均时间为153 min，术中失血量平均为 160 mL，术后胃肠功能平均恢复时间为 2.3 d，平均住院日为 6.2 d，所有患者均无严重并发症发生及肿瘤复发、转移。

尽管目前有许多临床研究及 Meta 分析支持完全腹腔镜技术在右半结肠癌根治术中的应用，但仍有部分研究并没有发现其相比于常规腹腔镜辅助手术技术有任何优势。而且该项技术需要由经验丰富的手术团队完成，同时操作时间较长，术中的器械使用量增加，提升了手术整体费用。另外，中转开腹比例有潜在上升风险，因此，仍需要大型前瞻性随机对照研究进一步探索和验证。

11. 完全腹腔镜下左半结肠癌根治性手术比传统腹腔镜辅助手术的优势更加明显，临床使用率更高

（1）最新研究进展

完全腹腔镜下左半结肠切除术用于治疗左半结肠癌。笔者经验一般采用由内侧向外侧游离的手术路径，如果患者 BMI 较大或小肠回缩效果不理想，可采用由外向内的手术路径。在完全腹腔镜左半结肠切除术中，要明确血管的解剖位置，如果解剖不清晰，会使手术的风险增大，需要将完全腹腔镜手术转变为腹腔镜辅助或手助腹腔镜手术。

Swaid 等回顾性分析了左半结肠癌切除术中完全腹腔镜技术与腹腔镜辅助技术的差异，总共纳入了 52 例患者，其中 33 例行

完全腹腔镜手术，19 例行腹腔镜辅助手术，完全腹腔镜手术在腹部切口长度 [(5.8±0.9) cm *vs.* (8.2±0.9) cm，$P < 0.0001$] 和住院时间 [(4.2±1.2) d *vs.* (6.3±1.9) d，$P=0.0001$] 方面要明显短于腹腔镜辅助手术，在其他指标上，两者没有差异。廖梓群等将改良三角吻合技术应用于左半结肠切除术中，从而实现完全腹腔镜下的消化道重建（横结肠乙状结肠吻合），吻合效果满意。

梁义等对比了手助腹腔镜（$n=121$）与完全腹腔镜在乙状结肠癌根治术中的疗效差异，结果发现在切口满意度、术后疼痛分级、胃肠道功能恢复时间、术后并发症、住院时间方面，完全腹腔镜要明显优于手助腹腔镜。

意大利学者 Pisani 等对 23 例结肠脾曲癌行完全腹腔镜下手术，利用直线型切割闭合器完成结肠的侧侧吻合，手术效果满意，无中转开腹，肿瘤根治效果与开腹手术相当，淋巴结清扫彻底，手术平均时间为 190 min。他们认为即使结肠脾曲癌这类位置较为特殊、手术操作难度大的肿瘤类型，完全腹腔镜下手术依然是安全、有效的，但仍需要大规模临床研究验证。

美国有学者曾对 BMI 指数达 74 的 1 例患者行完全腹腔镜下左半结肠切除术（肿瘤位于降结肠，pT3N1M0），手术过程顺利，手术时间 220 min，术中失血 100 mL，无术后并发症发生，住院时间为 4 d。

意大利 Milone 等开展了一项多中心研究，分析腔内吻合在结肠脾曲癌中的应用，结果显示：腔内吻合术后恢复排气时

间 [（2.6±1.1）d *vs.*（3.4±1.2）d；*P* < 0.001]、术后疼痛评分 [（1.7±2.1）分 *vs.*（3.5±1.6）分；*P* < 0.001] 要明显优于腔外 吻合，术后并发症发生率更低（*OR*=6.7，95% *CI*：2.2 ~ 20；*P*=0.001。

有学者采用回顾性病例对照研究的方法，对比完全腹腔镜下 左半结肠切除术与右半结肠切除术的区别，结果显示：两者在中 转开腹率（6% *vs.* 7%，*P*=0.78）、并发症发生率（23% *vs.* 21%，*P*=0.87）和住院天数（5 d *vs.* 5 d，*P*=0.17）方面没有显著差异。 这说明肿瘤位置并不会影响完全腹腔镜手术技术在结肠癌中的 应用。

（2）手术中的争议点

左半结肠切除术中的争议焦点主要集中在腔内消化道重建的 方式及标本的取出方法。

关于结肠间侧侧吻合蠕动方向的选择仍然没有统一的结论。 有学者认为逆蠕动吻合可以减少肠管扭转和吻合口裂开的发生风 险，能够最大限度地保证无张力性吻合。而其他学者认为顺蠕动 吻合并不会增加上述并发症的发生，而且吻合更加符合生理通 路，术后肠道恢复更快。具体选择何种方式仍有待前瞻性随机对 照研究进一步验证。

结直肠吻合的方法有侧端和端端吻合两种。在以往的完全腹 腔镜下乙状结肠癌根治术中，多采用双吻合器技术（端端吻合），但是容易在吻合口处形成“狗耳朵”，且圆形吻合器钉合线与直线吻合器钉合线交汇处的组织极易缺血坏死，术后发生吻合口漏的概率较大。Ojima 等对双吻合器技术进行了改良，圆形吻合器的钉砧头并不是从直肠残端钉合线的中间穿出，而是从钉合线的左侧边缘侧角穿出，在吻合器激发前，应将近端结肠置于骶骨之前，从而能够保证无张力性吻合。该技术应用后连续 50 例患者均无吻合口漏发生，而之前该中心采用双吻合器技术的吻合口漏发生率高达 5%。

Huang 等对 15 例乙状结肠癌和 9 例直乙交界癌行完全腹腔镜根治手术，在消化道重建中，他们并没有采取以往使用较多的端端吻合，而采用了侧端吻合的技术，将圆形吻合器抵钉座与一引导管连接，引导管经肛门进入肠管，从肿瘤近端结肠穿出，从而引导抵钉座从结肠内穿出，之后利用直肠镜将标本经直肠取出，减少了局部污染的可能，避免了直肠损伤和脱垂，手术平均时间为（192±29）min，术中失血（51±18）mL，术后疼痛评分为（3.7±1.0）分，平均住院日为（6.5±1.5）d，所有病例均无吻合口漏的发生。

标本的取出可经自然腔道（直肠、阴道）或腹部小切口取出。国内有学者针对左半结肠癌，在腹腔镜下行肿瘤的切除、消化道吻合，采用经肛门脱出标本的方法，同时经肛门直肠送入圆形吻合器的抵钉座，置入近端结肠内，圆形吻合器自肛门进入，从而完成结肠直肠端端吻合，使得腹部并无辅助切口，患者术后恢复更快。但是该术式主要适合肿瘤环周经小于 3 cm 且肿瘤局限于浆膜内的患者。有学者对 11 例女性乙状结肠癌患者（临床分期 T1 ~ T3）行完全腹腔镜手术，在腹腔镜下进行组织分离、血管结扎及淋巴结清扫，结肠结肠间采用三角吻合的方法，利用直线型切割闭合器完成，手术标本经阴道取出。手术过程顺利，无 1 例中转开腹。手术平均时间为 126（113 ~ 143）min，术中平均失血量 19.4（10 ~ 30）mL，淋巴结清扫数目为 15（12 ~ 18）枚，所有患者均无术中及术后并发症发生，平均住院日为 8 d。

我们认为经腹部小切口取出标本操作方法简单，有利于完全腹腔镜技术的开展实施，但经自然腔道取出标本是微创外科发展的趋势，能够将损伤降至最低，同时减少并发症的发生。

（3）手术技术要点

与右半结肠切除术相比，左半结肠切除术中的消化道吻合需要移动的是两段结肠，而回结肠吻合时，回肠端往往不需要组织分离就可以自由移动。因此，在吻合前应充分游离两段肠管，但是肠管的系膜游离长度不宜过长，以保证吻合口处充足的血供。

圆形吻合器在经肛管进入时前端应涂抹碘伏溶液，达到润滑和消毒的目的。在肛管行进的过程一定要缓慢，防止肠管撕裂。在圆形吻合器旋紧的过程中，要防止近端肠管的扭转，避免系膜血管的受压。吻合时要防止其他无关组织嵌入吻合器，特别是女性患者的阴道后壁。吻合器激发前应确认阴道后壁的位置，吻合完成后可经阴道探查。

同时，相比于完全腹腔镜手术，腹腔镜辅助手术由于是将肠管拉出体外进行吻合，吻合时肠管的张力更大，特别是对于肥胖患者更是如此，吻合时容易造成肠系膜的扭转、出血或肠管血运不良。而出血和消化道吻合困难是腹腔镜辅助结肠癌根治术中转开腹最重要的原因。因此，完全腹腔镜下左半结肠癌根治性手术比传统的腹腔镜辅助手术的优势更加明显，临床使用率更高。

12. 完全腹腔镜下横结肠癌根治性手术的应用仍存在疑问

横结肠肿瘤外科手术难度较大，该处肿瘤的血供源自右结肠、中结肠和左结肠动脉，淋巴回流区域范围大且存在变化。与回结肠吻合相比，结肠结肠间吻合后发生并发症的概率更高。如果采用部分横结肠切除术，因升结肠和降结肠均固定于腹膜后，结肠间吻合口张力较大。因此，为了避免并发症的发生并保证肿瘤手术的根治性程度，一般对此处肿瘤采取扩大右半结肠切除术或左半结肠切除术，而扩大右半结肠切除术需要分离中结肠动脉，这对腹腔镜的操作技巧要求较高。

由于横结肠肿瘤腹腔镜手术的复杂性，以往的大型随机对照临床研究并没有纳入横结肠肿瘤，而且横结肠肿瘤占所有结肠癌的 10%，比例较小，无法保证充足的入组数量。因此，关于此处肿瘤完全腹腔镜技术的应用仍存在疑问，现有的几个单中心非随机研究发现，腹腔镜横结肠癌手术和其他部位肿瘤的手术一样，是安全可行的。

　　根据最新文献报道，对全美教学医院的结肠癌手术数据进行了统计分析，其中腹腔镜手术占全部结肠癌手术的 52%。英国的统计数据显示，腹腔镜手术比例可达 50%。而意大利东北部地区统计的数据显示腹腔镜手术占全部手术的 30%。而上述地区的统计结果均发现腹腔镜手术更多的是在较大型、拥有床位数更多的医院或治疗中心开展实施，且专科医生更愿意选择腹腔镜手术。

　　尽管腹腔镜手术及完全腹腔镜技术在临床中的应用日益增加，但是腹腔镜手术有严格的适应证。之前有腹部手术病史、高龄、高麻醉风险（ASA）评分、肿瘤分期过晚或急诊手术（术前有肠穿孔、肠梗阻）的患者，都不适合做腹腔镜手术，而以往的前瞻性随机对照研究没有纳入 T4 期或肿物位于横结肠的患者。他们认为 T4 期肿瘤的腹腔镜手术操作技术难度较大，不适合纳入临床研究。而最近 Chan 等学者研究对比了 93 例 T4 期行腹腔镜手术患者与 59 例 T4 期行开放手术的患者，两组患者的远期预后方面没有差异，肿瘤的根治效果相当。

　　很多学者对腹腔镜手术较为担心的一点是中转开腹的比例。当患者行腹腔镜辅助结肠癌根治术时，如果体型肥胖、ASA 评分较高或肿瘤位于左半结肠，则中转开腹的风险较高。而一旦转为开腹手术，则会显著增加诸如术中出血、小肠梗阻、切口疝和吻合口漏等并发症的发生率。而目前已有研究显示对这类患者采用完全腹腔镜技术，可以减少中转开腹的比例。肥胖患者由于腹壁较厚，肠系膜短且粗大，所以进行结肠切除和腔外消化道重建时往往需要延长腹部切口，对患者造成过度创伤，而完全腹腔镜手术技术则可以避免这种情况的发生。因此，对于肥胖患者，完全腹腔镜手术应是其首选的手术方式。

但是腔镜手术由于术者缺乏对组织的触觉反馈，很容易增加术中并发症的发生，特别是术中肠管的损伤穿孔及中转开腹，发生这些并发症将会严重影响患者的预后生存，因此，就需要行腹腔镜手术医生有一定的腔镜手术基础，同时达到学习曲线要求的手术量才能够完成完全腹腔镜下结肠癌根治性手术。

目前，无论是良性还是恶性结直肠疾病，腹腔镜手术正逐渐被广大外科医生所接受，而几项大型的 RCT 研究已经证明了腹腔镜手术在恶性肿瘤治疗中的安全性和根治性。同时上述研究也发现相比于传统的开放性手术，腹腔镜手术可以使患者术后的肠道功能更快地恢复，而且由于腹部切口的减少，患者术后疼痛感降低，麻醉止痛相关药物使用量减少，止痛效果更加理想，良好的止痛效果使患者能更早地下床活动，因此，确认相关并发症发生减少，住院时间也大为缩短。

我们认为完全腹腔镜下结肠癌根治性手术是结肠癌手术治疗的一种改良和提高，相较于腹腔镜辅助手术，能够使患者获益更多。外科医生经过一定学习曲线的积累，完全可以安全、有效地实施该种手术。对于有腹腔镜辅助结肠癌根治手术经验的外科医生，掌握这项技术会更加容易。

（王　今　边识博　整理）

参考文献

1. KARCZ W K, VON BRAUN W. Minimally invasive surgery for the treatment of colorectal cancer.Visc Med, 2016, 32 (3): 192-198.

2. BIONDI A, SANTOCCHI P, PENNESTRI F, et al. Totally laparoscopic right colectomy versus laparoscopically assisted right colectomy: a propensity score analysis. Surg Endosc, 2017, 31 (12): 5275-5282.

3. VIGNALI A, BISSOLATI M, DE NARDI P, et al. Extracorporeal vs. Intracorporeal Ileocolic Stapled Anastomoses in Laparoscopic Right Colectomy: An Interim Analysis of a Randomized Clinical Trial.J Laparoendosc Adv Surg Tech A, 2016, 26 (5): 343-348.

4. ABRISQUETA J, IBANEZ N, LUJAN J, et al. Intracorporeal ileocolic anastomosis in patients with laparoscopic right hemicolectomy.Surg Endosc, 2016, 30 (1): 65-72.

5. JIAN-CHENG T, SHU-SHENG W, Bo Z, et al. Total laparoscopic right hemicolectomy with 3-step stapled intracorporeal isoperistaltic ileocolic anastomosis for colon cancer: An evaluation of short-term outcomes.Medicine (Baltimore), 2016, 95 (48): e5538.

6. TRASTULLI S, CORATTI A, GUARINO S, et al. Robotic right colectomy with intracorporeal anastomosis compared with laparoscopic right colectomy with extracorporeal and intracorporeal anastomosis: a retrospective multicentre study.Surg Endosc, 2015, 29 (6): 1512-1521.

7. FEROCI F, LENZI E, GARZI A, et al. Intracorporeal versus extracorporeal

anastomosis after laparoscopic right hemicolectomy for cancer：a systematic review and meta-analysis.Int J Colorectal Dis，2013，28（9）：1177-1186.

8. VAN OOSTENDORP S，ELFRINK A，BORSTLAP W，et al. Intracorporeal versus extracorporeal anastomosis in right hemicolectomy：a systematic review and meta-analysis.Surg Endosc，2017，31（1）：64-77.

9. CLEARY R K，KASSIR A，JOHNSON C S，et al. Intracorporeal versus extracorporeal anastomosis for minimally invasive right colectomy：A multi-center propensity score-matched comparison of outcomes.PLoS One，2018，13（10）：e0206277.

10. WU Q，JIN C，HU T，et al. Intracorporeal Versus Extracorporeal Anastomosis in Laparoscopic Right Colectomy：A Systematic Review and Meta-Analysis.J Laparoendosc Adv Surg Tech A，2017，27（4）：348-357.

11. SU H，JIN W，WANG P，et al. Comparing short-time outcomes of three-dimensional and two-dimensional totally laparoscopic surgery for colon cancer using overlapped delta-shaped anastomosis.Onco Targets Ther，2019，12：669-675.

12. NORS J，SOMMER T，WARA P. Leakage Rate After Laparoscopic Ileocolic Intracorporeal Anastomosis.J Laparoendosc Adv Surg Tech A，2018，28（11）：1287-1293.

13. REGGIO S，SCIUTO A，CUCCURULLO D，et al. Single-layer versus double-layer closure of the enterotomy in laparoscopic right hemicolectomy with intracorporeal anastomosis：a single-center study.Tech Coloproctol，2015，19（12）：745-750.

14. MILONE M, ELMORE U, ALLAIX M E, et al. Fashioning enterotomy closure after totally laparoscopic ileocolic anastomosis for right colon cancer：a multicenter experience.Surgical Endoscopy, 2020, 34：557-563.

15. TARTA C, BISHAWI M, BERGAMASCHI R. Intracorporeal ileocolic anastomosis：a review.Tech Coloproctol, 2013, 17（5）：479-485.

16. IBÁÑEZ N, ABRISQUETA J, LUJÁN J, et al. Isoperistaltic versus antiperistaltic ileocolic anastomosis. Does it really matter? Results from a randomised clinical trial（ISOVANTI）.Surg Endosc, 2019, 33（9）：2850-2857.

17. KAYAALP C, KUTLUTURK K, YAGCI M A, et al. Laparoscopic right-sided colonic resection with transluminal colonoscopic specimen extraction.World J Gastrointest Endosc, 2015, 7（12）：1078-1082.

18. STIPA F, BURZA A, CURINGA R, et al. Laparoscopic colon and rectal resections with intracorporeal anastomosis and trans-vaginal specimen extraction for colorectal cancer. A case series and systematic literature review.Int J Colorectal Dis, 2015, 30（7）：955-962.

19. YAGCI M A, KAYAALP C, NOVRUZOV N H. Intracorporeal mesenteric division of the colon can make the specimen more suitable for natural orifice extraction.J Laparoendosc Adv Surg Tech A, 2014, 24（7）：484-486.

20. 吴国聪, 张忠涛.完全腹腔镜技术在根治性右半结肠切除术中的应用.中华结直肠疾病电子杂志, 2015, 4（3）：285-288.

21. RAUSA E, KELLY M E, ASTI E, et al. Right hemicolectomy：a network meta-analysis comparing open, laparoscopic-assisted, total laparoscopic, and robotic

approach.Surg Endosc, 2019, 33 (4)：1020-1032.

22. SWAID F, SROKA G, MADI H, et al. Totally laparoscopic versus laparoscopic-assisted left colectomy for cancer：a retrospective review.Surg Endosc, 2016, 30 (6)：2481-2488.

23. 廖梓群，陈维荣，陈喜贵，等. 改良三角吻合技术在完全腹腔镜左半结肠切除术中的应用. 中华胃肠外科杂志，2016，19 (6)：712-713.

24. 梁义，姚旭，李跃，等. 手助腹腔镜与全腹腔镜在乙状结肠癌根治术中应用的临床对照分析. 腹腔镜外科杂志，2015，20 (10)：781-784.

25. PISANI CERETTI A, MARONI N, SACCHI M, et al. Laparoscopic colonic resection for splenic flexure cancer：our experience.BMC Gastroenterol, 2015, 15：76.

26. IORIO T, BLUMBERG D. Laparoscopic colectomy is feasible in the mega-obese patient using a standardized technique.Surg Obes Relat Dis, 2014, 10 (5)：1005-1008.

27. MILONE M, ANGELINI P, BERARDI G, et al. Intracorporeal versus extracorporeal anastomosis after laparoscopic left colectomy for splenic flexure cancer：results from a multi-institutional audit on 181 consecutive patients.Surg Endosc, 2018, 32 (8)：3467-3473.

28. IORIO T, BLUMBERG D. A case-control study examining the benefits of laparoscopic colectomy using a totally intracorporeal technique for left-sided colon tumors.Surg Laparosc Endosc Percutan Tech, 2014, 24 (4)：381-384.

29. OJIMA E, IKEDA T, NOGUCHI T, et al. Laparoscopic sigmoidectomy using

a hemi-double-stapling technique.Surg Laparosc Endosc Percutan Tech, 2014, 24 (2)：e41-e42.

30. HUANG C C, CHEN Y C, HUANG C J, et al.Totally Laparoscopic Colectomy with Intracorporeal Side-to-End Colorectal Anastomosis and Transrectal Specimen Extraction for Sigmoid and Rectal Cancers.Ann Surg Oncol, 2016, 23 (4)：1164-1168.

31. 赵志勋，周海涛，关旭，等．腹部无辅助切口经肛门拖出标本的腹腔镜下左半结肠癌根治术（附视频）.中华结直肠疾病电子杂志，2016，5 (4)：367-368.

32. WANG Z, ZHANG X M, ZHOU H T, et al.New technique of intracorporeal anastomosis and transvaginal specimen extraction for laparoscopic sigmoid colectomy. Asian Pac J Cancer Prev, 2014, 15 (16)：6733-6736.

33. SAIA M, BUJA A, MANTOAN D, et al. Colon Cancer Surgery：A Retrospective Study Based on a Large Administrative Database.Surg Laparosc Endosc Percutan Tech, 2016, 26 (6)：e126-e131.

34. KELLER D S, PARIKH N, SENAGORE A J.Predicting opportunities to increase utilization of laparoscopy for colon cancer.Surg Endosc, 2017, 31 (4)：1855-1862.

35. TANIS P J, BUSKENS C J, BEMELMAN W A. Laparoscopy for colorectal cancer.Best Pract Res Clin Gastroenterol，2014, 28 (1)：29-39.

36. CHAN D K, TAN K K. Laparoscopic surgery should be considered in T4 colon cancer.Int J Colorectal Dis, 2017, 32 (4)：517-520.

37. FABOZZI M, CIRILLO P, CORCIONE F. Surgical approach to right colon

cancer：From open technique to robot. State of art. World J Gastrointest Surg，2016，8（8）：564-573.

38. VIGNALI A，ELMORE U，LEMMA M，et al. Intracorporeal versus Extracorporeal Anastomoses Following Laparoscopic Right Colectomy in Obese Patients：A Case-Matched Study.Dig Surg，2018，35（3）：236-242.

左半结肠癌和右半结肠癌之不同

结肠癌是常见的消化道恶性肿瘤，在世界范围内，发病率、死亡率在所有恶性肿瘤中居第 3 位，并且亚洲国家结肠癌发病率呈上升趋势。我国肿瘤流行病学数据显示，结肠癌的发病率居第 4 位，死亡率居第 5 位。解剖学上，左半结肠（left sided colon，LSC）包括横结肠左半部、降结肠和乙状结肠；右半结肠（right sided colon，RSC）包括盲肠、升结肠和横结肠右半部。将原发于左、右半结肠的恶性肿瘤分别称为左半结肠癌（left sided colon cancer，LSCC）与右半结肠癌（right sided colon cancer，RSCC）。左、右半结肠癌生物学行为的不同很早就被临床所关注。1990 年，Bufill 等首次较为系统地从流行病学、病理学、细胞遗传学、分子特征、致癌机制等方面阐述了左、右半结肠癌的差异，提出左、右半结肠癌是两种疾病。近年来，随着分子生物学、分子遗传学、肿瘤免疫学等相关学科的进展，更多的研究数据进一步证实了这一观点。

13. 左、右半结肠癌存在差异

左、右半结肠癌在胚胎来源、解剖结构、生理功能、分子特征、致癌机制、临床特征、治疗疗效、复发转移模式、生存预后等方面均存在差异，这些差异对临床治疗的选择和预后的评估有很大帮助。

（1）胚胎来源、解剖结构、生理功能差异

左、右半结肠分别发生于胚胎的后原肠和中原肠，胚胎来源的不同，导致左、右半结肠在解剖结构及生理功能方面存在诸多差异：①右半结肠由肠系膜上动脉供血，静脉血经肠系膜上静脉主要回流入右半肝；肠腔较大，肠壁薄易扩张，因仍含有较多水和电解质，肠内容物多呈液态或半液态。②左半结肠由肠系膜下动脉供血，静脉血经由肠系膜下静脉进入脾静脉，再经门静脉左支到左半肝；肠腔狭小，因水分被吸收及贮存大便，肠内容物成形且较干硬，呈半固态。

（2）临床特征的差异

LSCC 多见于男性、年轻患者，临床症状以排便习惯改变、血便、急慢性肠梗阻为主，少见贫血、消瘦、恶病质。肠穿孔、肠出血等并发症相对少见。RSCC 多见于女性、高龄患者，起病较隐匿，后期肿瘤增长速度较快，体积较大，多表现为腹部包块。因肿块易侵及血管，可导致出血，临床上常表现为乏力、体重下降、厌食、不明原因发热、贫血等。

（3）致癌机制的差异

分子遗传学研究表明结肠癌的致病机制主要是基因组不稳定，即染色体不稳定（chromosomal instability，CIN）、微卫星不稳定及表观遗传学改变。CIN 主要表现为染色体结构或数目的异常，涉及大量基因的变异，包括致癌基因的激活（如 *KRAS* 突变）和抑癌基因的失活（如 *p53*、*DCC/SMAD4* 和 *APC* 等），是经典的传统腺瘤-癌变途径。70% ～ 80% 的结直肠癌可见 CIN。MSI 是发生在核苷酸水平的不稳定，主要表现为微卫星序列中重复单位的增加或减少，涉及错配修复基因 *MLH1/MSH2* 突变、启动子甲基化、生长调节相关基因突变（如 II 型 *TGF-B*、*IGF2R*、*PTEN*、*BAX* 等）。MSI 在散发性结肠癌中发生率约为 15%，其中 II 期约为 20%、III 期约为 12%、IV 期约为 4%，分期越早，发生率越高。表观遗传学改变是指基因序列不发生变化，基因表达发生了可遗传的变化，涉及 DNA 甲基化、组蛋白修饰、基因印记、microRNA 等。研究显示启动子区域 CpG 岛甲基化在结肠癌的发生、发展过程中发挥重要作用，尤其在肿瘤早期阶段，发生率为 15% ～ 20%。多项研究显示，这三种途径与原发肿瘤的位置明显相关，CIN 途径多见于 LSCC，而 MSI 途径、表观遗传学改变的 CIMP 途径多见于 RSCC。

（4）分子学特征的差异

结肠癌的分子分型对其预后判断及治疗决策越来越重要。目前临床上比较常用的分子靶标主要包括 KRAS、BRAF、MSI、

中国医学临床百家

CIMP 等。研究显示，*BRAF* 突变、MSI-H、CIMP-H 均与锯齿状息肉癌变途径呈明显相关性，三者之间亦有一定相关性，多见于 RSCC 中。值得注意的是，*BRAF* 突变、MSI-H、CIMP-H 的发生频率沿升结肠到直肠呈线性升高趋势，而盲肠癌的分子表达并不遵循这种趋势，其可能存在不同于其他部位结肠癌的致癌途径。这说明左、右半结肠癌的分子学特征并不是在结肠某一特定部位发生一个突然的改变，而是由左至右逐渐发生改变，临床研究将结肠癌进一步细化是有必要的。目前，一些小样本的研究显示 *KRAS* 突变与 RSCC 相关，但 *KRAS* 突变与肿瘤位置的关系尚未得到广泛证实。此外，近年备受临床关注的新靶标——程序性死亡受体 -1（programmed cell death protein-1，PD-1）及其配体 PD-L1（programmed death-ligand 1，PD-L1），其表达率也与肿瘤位置有关。Droeser 等研究显示，结肠癌中 PD-L1 的表达率 LSCC 高于 RSCC。

（5）生物学行为差异

结肠癌患者在确诊时约有 20% 已发生远处转移，左、右半结肠癌远处转移的好发部位不同，LSCC 易发生肝、肺、骨转移，而 RSCC 更易发生腹膜、肠系膜、腹膜后转移。肝脏是结肠癌最常见的转移部位，左、右半结肠癌转移至肝脏的分布规律及频率受门脉分流的影响，LSCC 易转移至左半肝，而 RSCC 往往转移至右半肝。值得注意的是，LSCC 更容易发生同时性肝转移，有研究认为左半结肠癌是结肠癌同时性肝转移的一个独立危险因素。结肠癌根治术后局部复发多在 3 年内，影响因素主要有肿瘤分期、组织学分级、血管及淋巴管侵犯、神经侵犯、切缘、淋巴结清扫范围等。此外，原发肿瘤的位置对结肠癌根治术后局部复发率也有影响。研究显示，RSCC 根治术后 3 年及 5 年的局部复发率均高于 LSCC，故认为右半结肠癌是结肠癌根治术后局部复发的独立危险因素。

（6）综合治疗的疗效差异

目前关于左、右半结肠癌疗效差异方面的研究主要局限于靶向治疗领域。NCIC CTG CO.17 研究显示，难治性结肠癌患者随机接受最佳支持治疗（best supportive care，BSC）或 BSC 联同西妥昔单抗治疗，在 BSC 联同西妥昔单抗治疗组，LSCC 较 RSCC 在总生存时间及无进展生存时间（progression free survival，PFS）上均具有优势，PFS 优势更显著。在 AIO KRK-0104 试验中，*KRAS* 野生型的转移性结肠癌患者接受一线化疗联合西妥昔单抗治疗，LSCC 患者的 OS、PFS 均明显优于 RSCC 患者。因此，对于接受西妥昔单抗治疗的 *KRAS* 野生型转移性结肠癌患者来说，肿瘤的部位不同，可能对治疗的反应也不同，其内在作用机制仍有待进一步的研究。贝伐珠单抗是结肠癌常用的靶向治疗药物。研究表明，结肠癌患者接受一线 XELOX （卡培他滨＋奥沙利铂）方案联合贝伐珠单抗治疗，LSCC 中位 PFS 及中位 OS 均优于 RSCC。2014 年美国临床肿瘤学会大会报道的 FIRE-3 研究显示，*KRAS* 野生型的转移性结肠癌患者接受一

线 FOLFIRI（伊立替康 + 亚叶酸钙 +5- 氟尿嘧啶）方案联合西妥
昔单抗或贝伐珠单抗治疗，贝伐珠单抗治疗组左、右半结肠癌
在 PFS 上差异不明显，而在 OS 上 LSCC 较 RSCC 略有优势。
FIRE-3 试验与 CALGB80405 研究均为"头对头"比较西妥昔单
抗、贝伐珠单抗联合 FOLFIRI 方案一线治疗 KRAS 野生型转移
性结肠癌患者疗效的随机对照Ⅲ期临床研究。在亚组分析中，
FIRE-3 试验原发于 LSCC 者西妥昔单抗治疗对比贝伐珠单抗获
得了更长的生存获益。原发于 RSCC 者，与西妥昔单抗相比，贝
伐珠单抗使患者得到更好的生存获益。2016 年，CALGB 80405
研究报道的结果与 FIRE-3 试验结论相似，原发于 LSCC 者西妥
昔单抗治疗对比贝伐珠单抗获得了更长的生存获益。而对于原发
于 RSCC 者，结果相反。因此，对于 LSCC，如果为 KRAS 野生
型，应首选西妥昔单抗；对于 RSCC，则首选贝伐珠单抗。关于
接受单纯化疗，二者是否存在差异，目前研究较少。本中心一项
研究结果显示，回盲部组、升结肠和结肠肝曲组、横结肠和结肠
脾曲组、降结肠和乙状结肠组、直肠组的一线化疗有效率分别为
21.3% 、35.6% 、14.3% 、41.3% 和 32.6%，回盲部组、横结肠
和结肠脾曲组的一线有效率最低，而降结肠和乙状结肠组有效率
最高。

（7）预后的差异

肿瘤的位置与结肠癌预后的关系目前尚有争议。近年的一
些研究逐渐显现出左、右半结肠癌在生存方面的差异：相对于

LSCC，RSCC 患者 5 年生存率可能更低。这表明由于胚胎来源、解剖结构、生理功能等差异，RSCC 可能具有更差的生物学行为。但也有部分研究显示左、右半结肠癌术后 5 年的生存率、无病生存时间（disease free survival，DFS）无明显差异，仅在分层分析发现早期 RSCC 的 OS、DFS 高于 LSCC，而晚期 RSCC 的 OS、DFS 低于 LSCC。这可能源于结肠腺瘤到晚期结肠癌这一演变发展过程中发生的一系列分子事件导致晚期结肠癌的分子特征已完全不同于早期结肠癌，从而导致其在治疗转归、预后等生物学行为方面的不同。

14. 临床治疗理念

近年来，肿瘤的个体化治疗越来越受重视。在临床治疗中，为使治疗更加个体化，应充分考虑左、右半结肠癌的上述特点：LSCC 是同时性肝转移的高危因素，但整体上来说，LSCC 生存期长、预后好。因此，即使是IV期肿瘤，也应积极治疗，争取在转化治疗后行手术或局部治疗，力争根治或长期生存。对于 *KRAS* 野生型的晚期或复发性 LSCC，积极推荐应用化疗联合西妥昔单抗治疗。而对于 RSCC 建议首选化疗联合贝伐珠单抗治疗。由于 RSCC 应用西妥昔单抗治疗获益概率可能较小，应密切观察，缩短评价时间，避免过度治疗。晚期 RSCC 预后差，但早期 RSCC MSI-H 发生率高，且分期越早发生率越高，预后相对较好。因此，对于 RSCC 更需要评估微卫星状态，充分评估预后和化疗是否获益。特别是对于 Ⅱ 期结肠癌者，MSI-H 者对 5- 氟尿嘧啶治疗无效，预后较好。即使有临床高危因素时，也不宜应用 5- 氟尿嘧啶单药辅助化疗。RSCC 根治术后局部复发率较 LSCC 高，故 RSCC 根治术后应接受严格的随诊。

综上所述，左、右半结肠癌在胚胎来源、解剖结构、生理功能、分子特征、致癌机制、临床特征、治疗疗效、复发转移模式、生存预后等方面均存在差异。然而，目前关于左、右半结肠癌位置关系的研究数据大多来自于非随机的、小样本的回顾性研究，因此，左、右半结肠癌的差异在疾病发生、发展、诊治及预后中的地位仍有待进一步深入研究。后续研究设计中需充分考虑结肠癌原发肿瘤位置这一特点，进行具有针对性的设计来探讨证实。

（王 今 徐 威 整理）

参考文献

1. SIEGEL R，MA J，ZOU Z，et al. Cancer statistics，2014.CA Cancer J Clin，2014，64（1）：9-29.

2. 陈万青，郑寿荣，张思维，等 .2012 年中国恶性肿瘤发病和死亡分析 . 中国肿瘤，2016，25（1）：1-8.

3. SIEGEL R，DESANTIS C，JEMAL A. Colorectal cancer statistics，2014.CA Cancer J Clin，2014，64（2）：104-117.

4. BUFILL J A. Colorectal cancer：evidence for distinct genetic categories based on proximal or distal tumor location.Ann Intern Med，1990，113（10）：779-788.

5. GERVAZ P，BUCHER P，MOREL P. Two colons-two cancers：paradigm shift and clinical implications.J Surg Oncol，2004，88（4）：261-266.

6. ALBUQUERQUE C，BAKKER E R，VAN VEELEN W，et al. Colorectal cancers choosing sides.Biochim Biophys Acta，2011，1816（2）：219-231.

7. LEE GH，MALIETZIS G，ASKARI A，et al. Is right-sided colon cancer different to left-sided colorectal cancer? - a systematic review.Eur J Surg Oncol，2015，41（3）：300-308.

8. GREYSTOKE A，MULLAMITHA S A. How many diseases are colorectal cancer?. Gastroenterol Res Pract，2012，2012：564741.

9. HUGEN N，VAN DE VELDE C J，DE WILT J H，et al. Metastatic pattern in colorectal cancer is strongly influenced by histological subtype.Ann Oncol，2014，25（3）：651-657.

10. WEISS J M，PFAU P R，O'CONNOR E S，et al. Mortality by stage for right- versus left-sided colon cancer：analysis of surveillance，epidemiology，and end results-Medicare data.J Clin Oncol，2011，29（33）：4401-4409.

11. MURCIA O，JUÁREZ M，HERNÁNDEZ-ILLÁN E，et al.Serrated colorectal cancer：Molecular classification，prognosis，and response to chemotherapy.World J Gastroenterol，2016，22（13）：3516-3530.

12. KIM J H，KANG G H. Molecular and prognostic heterogeneity of microsatellite-unstable colorectal cancer.World J Gastroenterol，2014，20（15）：

4230-4243.

13. MISSIAGLIA E，JACOBS B，D'ARIO G，et al. Distal and proximal colon cancers differ in terms of molecular，pathological，and clinical features.Ann Oncol，2014，25（10）：1995-2001.

14. MEROK M A，AHLQUIST T，RØYRVIK E C，et al. Microsatellite instability has a positive prognostic impact on stage II colorectal cancer after complete resection：results from a large，consecutive Norwegian series.Ann Oncol，2013，24（5）：1274-1282.

15. SIMONS C C，HUGHES L A，SMITS K M，et al. A novel classification of colorectal tumors based on microsatellite instability，the CpG island methylator phenotype and chromosomal instability：implications for prognosis.Ann Oncol，2013，24（8）：2048-2056.

16. AL-SOHAILY S，BIANKIN A，LEONG R，et al. Molecular pathways in colorectal cancer.J Gastroenterol Hepatol，2012，27（9）：1423-1431.

17. KLINGBIEL D，SARIDAKI Z，ROTH A D，et al. Prognosis of stage II and III colon cancer treated with adjuvant 5-fluorouracil or FOLFIRI in relation to microsatellite status：results of the PETACC-3 trial.Ann Oncol，2015，26（1）：126-132.

18. YAMAUCHI M，MORIKAWA T，KUCHIBA A，et al. Assessment of colorectal cancer molecular features along bowel subsites challenges the conception of distinct dichotomy of proximal versus distal colorectum.Gut，2012，61（6）：847-854.

19. GONSALVES W I，MAHONEY M R，SARGENT D J，et al. Patient and

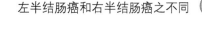

tumor characteristics and BRAF and KRAS mutations in colon cancer，NCCTG/Alliance N0147.J Natl Cancer Inst，2014，106（7）：dju106.

20. KAWAZOE A，SHITARA K，FUKUOKA S，et al. A retrospective observational study of clinicopathological features of KRAS，NRAS，BRAF and PIK3CA mutations in Japanese patients with metastatic colorectal cancer.BMC Cancer，2015，15：258.

21. TONG J H，LUNG R W，SIN F M，et al. Characterization of rare transforming KRAS mutations in sporadic colorectal cancer.Cancer Biol Ther，2014，15（6）：768-776.

22. DROESER R A，HIRT C，VIEHL C T，et al.Clinical impact of programmed cell death ligand 1 expression in colorectal cancer.Eur J Cancer，2013，49（9）：2233-2242.

23. BRULÉ S Y，JONKER D J，KARAPETIS C S，et al. Location of colon cancer（right-sided versus left-sided）as a prognostic factor and a predictor of benefit from cetuximab in NCIC CO.17.Eur J Cancer，2015，51（11）：1405-1414.

24. VON EINEM J C，HEINEMANN V，VON WEIKERSTHAL L F，et al. Left-sided primary tumors are associated with favorable prognosis in patients with KRAS codon 12/13 wild-type metastatic colorectal cancer treated with cetuximab plus chemotherapy：an analysis of the AIO KRK-0104 trial.J Cancer Res Clin Oncol，2014，140（9）：1607-1614.

25. BOISEN M K，JOHANSEN J S，DEHLENDORFF C，et al.Primary tumor location and bevacizumab effectiveness in patients with metastatic colorectal cancer.Ann

Oncol, 2013, 24 (10): 2554-2559.

26. 孙志伟，张晓东，沈琳等．转移性结直肠癌不同原发部位化疗疗效差异分析．中华胃肠胃肠外科杂志，2016，19（10）：35-39.

27. CHAMBERS A F, GROOM A C, MACDONALD I C.Dissemination and growth of cancer cells in metastatic sites.Nat Rev Cancer, 2002, 2 (8): 563-572.

28. ELFERINK M A, VISSER O, WIGGERS T, et al. Prognostic factors for locoregional recurrences in colon cancer.Ann Surg Oncol, 2012, 19 (7): 2203-2211.

29. WATANABE T, ITABASHI M, SHIMADA Y, et al. Japanese Society for Cancer of the Colon and Rectum (JSCCR) guidelines 2010 for the treatment of colorectal cancer.Int J Clin Oncol, 2012, 17 (1): 1-29.

30. MORITANI K, HASEGAWA H, OKABAYASHI K, et al.Difference in the recurrence rate between right- and left-sided colon cancer：a 17-year experience at a single institution.Surg Today, 2014, 44 (9): 1685-1691.

31. TASHIRO J, YAMAGUCHI S, ISHII T, et al.Inferior oncological prognosis of surgery without oral chemotherapy for stage III colon cancer in clinical settings.World J Surg Oncol, 2014, 12：145.

32. PARK J H, KIM M J, PARK S C, et al. Difference in Time to Locoregional Recurrence Between Patients With Right-Sided and Left-Sided Colon Cancers.Dis Colon Rectum, 2015, 58 (9): 831-837.

33. GREEN B L, MARSHALL H C, COLLINSON F, et al. Long-term follow-up of the Medical Research Council CLASICC trial of conventional versus laparoscopically assisted resection in colorectal cancer.Br J Surg, 2013, 100 (1): 75-82.

中国医学临床百家

34. MEGUID R A，SLIDELL M B，WOLFGANG C L，et al.Is there a difference in survival between right- versus left-sided colon cancers?Ann Surg Oncol，2008，15（9）：2388-2394.

35. BENEDIX F，KUBE R，MEYER F，et al. Comparison of 17641 patients with right- and left-sided colon cancer：differences in epidemiology，perioperative course，histology，and survival.Dis Colon Rectum，2010，53（1）：57-64.

36. PRICE T J，BEEKE C，ULLAH S，et al. Does the primary site of colorectal cancer impact outcomes for patients with metastatic disease?Cancer，2015，121（6）：830-835.

37. GAO P，SONG Y X，XU Y Y，et al. Does the prognosis of colorectal mucinous carcinoma depend upon the primary tumour site? Results from two independent databases.Histopathology，2013，63（5）：603-615.

38. XU J M.Insights on colorectal carcinoma based on the biological differences between left-sided and right- sided colon cancers.Zhonghua Zhong Liu Za Zhi，2016，38（5）：397-400.

经自然腔道内镜手术在结肠癌外科治疗中的应用

　　过去 20 年中，结直肠外科的发展取得了长足的进步，特别是微创外科技术，发展势头迅猛，传统的腹部大切口正逐步被越来越小的手术切口所取代，这不仅加速了患者术后康复速度，同时在减少手术并发症、保持机体免疫及内环境稳定、减轻患者心理压力等方面都使患者从中获益。

　　自 20 世纪 90 年代初腹腔镜技术被应用于结肠癌切除后，此种微创技术已逐步成为结直肠癌手术常规，目前腹腔镜结直肠手术业已被证实为安全可靠的手术方式。与传统开腹手术相比，腹腔镜结直肠癌手术的术后恢复、平均住院日、并发症及死亡率都有明显改善，然而，目前绝大多数腹腔镜下结直肠切除手术仍然需要辅助切口来取出标本，且一般辅助切口至少在 4 cm 以上，因此，切口感染、切口疝等并发症仍有发生。文献统计报道，切口疝的发生率为 0.5% ～ 2%。

为完全消除腹部切口，进一步减少微创外科对病患机体的不良影响，衍生出了经自然孔道途径的腹部外科手术，经自然腔道内镜手术（natural orifice transluminal endoscopic surgery，NOTES），即通过人体的自然孔道如口腔、肛门、尿道及阴道等置入软性内镜，分别穿刺空腔脏器如胃、直肠、膀胱及阴道后壁等到达腹膜腔，在内镜下完成各种外科手术，从而达到腹壁无瘢痕，术后疼痛更轻、更加微创、美观的效果。NOTES 手术分为经脐孔 NOTES 和软镜 NOTES。经脐孔 NOTES 是利用脐部这一自然皱褶放置镜头，而经阴道或直肠入路手术，术后体表无可见瘢痕。软镜 NOTES 是目前广泛认可的真正意义上的 NOTES 手术。

NOTES 源于 20 世纪后期。Peter Wilk 于 1994 年首次表述了 NOTES 的基本概念。而后美国一个名为 Apollo 的研究小组进行了经胃腔镜手术，并于 2004 年发表了经口－胃消化内镜腹腔探查及肝活检的动物实验报道，正式将 NOTES 应用于临床，从而翻开了微创时代新篇章。Lima 等于 2006 年以膀胱为手术入路，在猪体内进行了 NOTES 手术。随后世界各国学者进行了广泛而深入的 NOTES 动物研究，包括胆囊切除、胆囊－胃吻合、胃空肠吻合、脾切除等普外科领域及其他外科领域的相关实验。手术入路也由原先单一经胃入路逐步发展为经气管、胃、结肠、阴道等及两种入路相结合的手术方式。不过，NOTES 技术具有相对限制性，包括设备要求较高、专用的内镜设备辅助等才能完成手术，因此，多数研究尚处在动物实验阶段，临床研究有限。

为使 NOTES 技术更有序地发展，2005 年，美国胃肠内镜学会（ASGE）及美国胃肠内镜外科医师学会（SAGES）成立了专家工作组，即自然腔道手术评估与研究协会（NOSCAR），对这一技术的安全性和可行性达成共识，提出了目前该项技术尚需解决的主要问题和未来研究方向，并制定了相关指南性文件。

15. NOTES 技术在结肠癌手术中的入路

（1）经阴道入路 NOTES

经阴道入路各种 NOTES 手术自 2006 年以来报道渐多，其中包括胆囊切除术、阑尾切除术、袖状胃大部切除术、肾脏切除术、右半结肠切除术、乙状结肠切除术等。2006 年 Breinstein 经阴道进行乙状结肠切除术，之后，2007 年 Wilson 报道了经阴道进行右半结肠癌根治术，2008 年 Lacy 等报道了首例 MA-NOS（minilaparoscopy-assisted natural orifice surgery），经阴道途径乙状结肠癌根治手术。Dozois E. J. 描述了对遗传性结直肠多发性息肉病合并癌变的患者进行全结肠切除，经阴道途径取出标本。2010 年 Franklin 通过 NOTES 完成了右半结肠癌根治术。经阴道途径 NOTES 是通过切开阴道后穹隆，进入腹腔，进行各种相关操作，手术相对比较安全。然而不足之处是手术操作复杂，手术时间较长，尽管文献上没有报道，但在腹腔内开放肠管增加了腹腔内脓肿发生的概率。该入路仅仅适用于女性较瘦小患者，而男性患者、肿瘤巨大、肠系膜肥厚者均无法应用。由于目前还缺乏长期随访结果，以上因素均限制了经阴道入路 NOTES 在结直肠癌手术中的进一步应用。

（2）经肛门入路 NOTES

目前多数外科医生仍然以经阴道入路作为选择入腹的 NOTES 方式，然而，就结直肠癌而言，经肛门入路 NOTES 比其他入路更为适合。其一，相比于经胃或阴道入路方式，经肛门途径对其他正常器官的干扰更少；其二，NOTES 根治性结肠癌切除术同传统开放的标准根治术在手术操作上几无差别。经肛门入路 NOTES 手术的可行性已被业内人士所证实，而且相比标准的结直肠癌切除术，经肛门入路具有更大的潜在优势。随着 NOTES 设备的不断完善，经肛门入路 NOTES 已成为目前结直肠外科研究的热点。大量动物实验证明，经肛门入路手术是安全、可行的，目前已有经肛门行胆囊切除、疝修补及胰腺尾部切除成功的实验研究报道。该术式主要特点是应用经肛内窥镜经直肠腔或乙状结肠腔直达腹腔，不需要腹腔镜的帮助就能完成手术。随着相关设备的不断改进，完全经肛门途径游离切除直肠、全结肠系膜切除在技术上已经完全可行。1983 年，NOTES 技术首次被成功应用于直肠腺瘤患者。Wilhelm 等的研究证实，通过 NOTES 的特殊设备辅助，能使腹腔镜下的结肠切除术简单化。

（3）类 -NOTES 途径

鉴于当前技术尚未完全成熟，手术操作设备尚待进一步开发，NOTES 在结直肠癌根治手术上的应用仍面临许多亟待解决的问题。有学者提出类 -NOTES 的定义即使用腹腔镜器械、TEM 或软质内镜等设备完成腹腔内手术操作，经自然腔道（阴道或直肠）取标本的腹壁无辅助切口手术，术后腹壁仅存留几处戳卡瘢痕。该技术通过使用常规微创手术器械，结合独特的消化道重建方式，以及标本取出途径，既保证了肿瘤的根治性切除，同时也能达到最佳的微创效果。

根据取标本的途径不同，目前类 -NOTES 术主要分为两大类，即经肛门取标本的类 -NOTES 术和经阴道取标本的类 -NOTES 术。前者主要适用于肿瘤较小、标本容易取出的患者，后者主要适用于标本较大、经肛门取出困难的女性患者。

应用传统腹腔镜技术完成结直肠癌根治性手术，经自然腔道取出标本，目前成为结合 NOTES 和传统腹腔镜下手术优势的中间桥梁。类 -NOTES 手术的优势：操作空间开阔，视野全面，技术成熟，可以准确解剖结直肠系膜、盆腔脏层和壁层筋膜，确保相应动静脉结扎确切，进而阻断肿瘤血供和静脉回流，减少肿瘤转移概率。完整切除相应病变段肠管，借助 NOTES 模式通过经肛途径顺利取出带有系膜的结直肠癌标本，术后直肠肛门可以回缩到正常直径，这不仅利用了传统腹腔镜技术的优点，同时避免了腹部切口，在治疗患者肿瘤疾病的同时，利于患者快速康复。NOTES 将肛门自然腔道作为手术入路之一，联合使用传统的腹腔镜技术操作，经过自然通道途径取出标本，使外科损伤达到最小化。经肛门全直肠系膜切除术（transanal total mesorectal excision，TaTME）正是基于此理论应运而生，它是将经肛途径 NOTES、单孔腹腔镜技术同 TME 原则完美结合的典范，具有革命性创新，该技术显著提高了直肠切除手术的质量，同时具有术后恢复快、创伤小、住院时间短、美观等优势。现有研究显示患者术后吻合口漏、腹腔感染、局部复发及自然腔道种植转移的风险并未增加。然而短期及长期结局仍需要高质量的证据证实，同时需要关注患者的泌尿生殖功能、肛门功能及生活质量。该项技术虽已经在临床开展，但由于手术操作难度较大且其主要适用范围以直肠病变为主，因而尚未广泛开展，相信在不久的将来，随着 NOTES 技术的完善和提升，基于 NOTES 技术的结直肠癌乃至腹腔其他恶性肿瘤的 TaTME 将有广阔前景。

类 -NOTES 术的主要适应证：肿瘤浸润深度以 T2 ～ T3 为宜，经直肠取标本的肿瘤环周直径＜ 3 cm、BMI ＜ 30 kg/m² 为宜，经阴道取标本的肿瘤环周直径＜ 5 cm、BMI ＜ 35 kg/m² 为宜。良性肿瘤，Tis、T1 期肿瘤患者因各种原因无法局部切除也可考虑类 -NOTES 术。对于肿瘤局部病期较晚，病灶较大，或是过于肥胖的患者不建议进行该手术。目前，据相关报道，该手术具有良好的近期疗效，而且手术时间、术中出血量、淋巴结清扫数目等方面与全腹腔镜手术均无明显差异。

虽然目前 NOTES 的研究正如火如荼地开展，其优势也得到了医学领域的认可，但其自身可能产生的操作过程中误伤周围组织和脏器、腹腔感染、出血、胃肠道瘘等并发症仍然不可小觑。为避免并发症的发生，需要在器械和操作平台的日益改进的同时，要求术者进一步提高在 NOTES 入路下的解剖操作、突发情况预判及处理。目前研究认为围手术期合理使用抗生素、网膜修补穿刺孔等均能较好地减少术后腹腔感染、胃肠道瘘等问题的发生。除上述方法外，还需要加强对操作者的培训，以增加操作者手术的熟练程度，共同减少并发症的发生。

展望未来，经肛门入路 NOTES 手术代表了未来微创外科发展的方向。尽管目前的实验及临床病例证实了经肛门入路 NOTES 能进行充分地肿瘤切除，但长期的肿瘤学效应，如肿瘤的局部复发、远期生存率等仍需要进一步评价。因此，该术式目前仍在进一步探讨中。只有开发出更好、适应性更强的工具，包括灵活的经肛门入路的手术操作平台，更长、更灵活的解剖、止血、吻合等工具，才能够彻底放弃经腹腔手术的辅助，做到真正意义上的经肛门 NOTES 结直肠根治术。

（赵晓牧　牛　磊　整理）

参考文献

1. WILK P J. Method for use in intra-abdominal surgery. US Patient, 1994, 5：

297，536.

2. FONG D G，RYOU M，PAI R D，et al. Transcolonic ventral wall hernia mesh fixation in a porcine model.Endoscopy，2007，39（10）：865-869.

3. KAPITEIJN E，PUTTER H，VAN DE VELDE C J，et al. Impact of the introduction and training of total mesorectal excision on recurrence and survival in rectal cancer in The Netherlands.Br J Surg，2002，89（9）：1142-1149.

4. WILHELM D，MEINING A，VON DELIUS S，et al. An innovative，safe and sterile sigmoid access（ISSA）for NOTES.Endoscopy，2007，39（5）：401-406.

5. SMITH L E，KO S T，SACLARIDES T，et al. Transanal endoscopic microsurgery. Initial registry results.Dis Colon Rectum，1996，39（10 Suppl）：S79-S84.

6. WHITEFORD M H，DENK P M，SWANSTRÖM L L.Feasibility of radical sigmoid colectomy performed as natural orifice translumenal endoscopic surgery（NOTES）using transanal endoscopic microsurgery.Surg Endosc，2007，21（10）：1870-1874.

结肠癌 NCCN 指南的更新解读

美国国家癌症研究所（National Cancer Institute，NCI）作为美国国立卫生研究院（National Institutes of Health，NIH）所属研究所中历史最为悠久的研究所，是美国癌症研究和资助的主要机构。NCI 负责相关人员训练、健康资讯传播、寻找癌症病因、拟定早期诊断和协调临床治疗计划及关注癌症患者康复等。其发起的美国国立综合癌症网络是由 21 家世界顶级癌症中心组成的非营利性学术联盟，后者制订的《NCCN 肿瘤临床实践指南》是根据当时所能获得的循证医学证据，经过专家组充分讨论，制定肿瘤及相关症状的诊疗指南。NCCN 自 1995 年起不定时发布各种肿瘤及相关症状的更新指南，均是客观地参考来自世界各地的文献，经过分析文献研究的合理性、可信度等得出指导临床的信息，并附有详细的证据等级。作为非营利性机构，NCCN 发布的指南不会受到医药公司及国家政策的影响，科学而严谨。这使其不仅是美国肿瘤领域临床决策的标准，也已成为全球肿瘤临床实践中应用最为广泛的指南，在中国也得到了广大肿瘤医生的认可。中国专家组结合我国相关疾病的流行病学信息及国情，制定了部分肿瘤的 NCCN 指南中国版及诊疗规范，使 NCCN 指南更贴近我国实际情况并更易推广。

说起 NCCN 指南，就不得不说到肿瘤的分期。既往每一版本的指南均是以肿瘤的分期作为描述肿瘤的基础语言。1959 年美国癌症联合委员会（American Joint Committee on Cancer，AJCC）成立。AJCC 从 1976 年开始，主办癌症分期会议、筹备癌症分期手册，并发布了第 1 版癌症分期手册。1982 年第 2 版癌症分期手册确定了以解剖学部位划分癌症，之后每 6 ～ 8 年更新 1 次，逐渐细化"原发肿瘤—区域淋巴结—远处转移（TNM）"分期系统，直到 2016 年发布了第 8 版癌症分期系统。40 年来，在 AJCC 与国际抗癌联盟（International Union for Cancer Control，UICC）的紧密合作和共同推动下，TNM 的癌症分期系统不断完善，成为各种癌症制定治疗决策的基础，并逐步成为全球从事肿瘤临床实践与科学研究者比较各自临床资料、评价治疗效果的"共同语言"。

指南及分期系统的更新反映了人类对疾病认识的进程，也反映了人类与疾病抗争的过程，对指南及其更新的解读有助于我们更好地理解和运用指南，并且辩证地参考指南信息。

《NCCN 结肠癌诊疗指南》分为临床决策树、重点问题说明和参考文献三部分内容，我们按照 NCCN 一贯的重点问题说明顺序来讨论。

16. 恶性息肉的处理

目前认为组织学类型良好且黏膜固有层浸润≤ 1000 μm 结直肠腺癌可局部切除。但这并不代表 pT1 患者不会发生淋巴结转移。Bosch 与 Ju Young Choi 等的 Meta 分析分别汇集了 3621 例和 7176 例早期结直肠癌患者的病理，发现能够有效预测淋巴结转移的危险因素包括淋巴浸润、出芽生长、黏膜下侵犯和不良的组织学表现，后者还证实肿瘤出芽也是淋巴结转移的危险因素。上述 Meta 分析纳入研究的患者大多数来自亚洲国家，可能符合我国的情况。然而其研究未区分结肠直肠，更未区分左右半结肠，而且均为回顾性数据，提示早期恶性息肉的处理有待进一步研究。

专家组建议与患者商讨是否进一步行结肠切除术。即使病灶整块切除、组织学表现良好、切缘阴性，仍有淋巴结转移的风险，尤其对于无蒂的恶性息肉，其内镜切除切缘阳性的可能性更大。组织学表现良好是指 1 ～ 2 级、无血管淋巴浸润、切缘阴性。NCCN 2019 第 1 版结直肠癌指南指出在息肉治疗后，对标本破碎或切缘不能评估或组织学特征不良的情况，新增了检查内容：考虑行盆腔 MRI、血常规（CBC）、血生化、CEA、胸 / 腹 / 盆腔CT；暂时不推荐行 PET-CT 扫描。

笔者认为现有的文献多为回顾性研究，总结根治性结肠切除术后原发肿瘤与淋巴结转移的数据，缺少大样本的前瞻性研究。结合笔者中心经验，认为内镜切除后病理诊断为 pT1 期的结肠癌，须病理专家报告肿瘤类型、分级、深度、有无淋巴血管浸润、切缘及肿瘤出芽分级，建议行腹部增强 CT 了解区域淋巴结状态，综合患者风险，与之充分交流是否行补充手术。外科医生应该对有任何危险因素的患者建议积极手术，对于高龄、合并疾病较多的、手术风险较大的患者，在充分告知手术风险的情况下选择手术治疗。相信随着液体活检、基因检测等技术的进展，未来对 pT1 期结肠癌的风险评估会更加科学有效。

17. 非转移性结肠癌的处理

系统治疗前，肠镜活检、胸腹盆活检是必需的，超声内镜或盆腔 MRI 均可作为临床分期的手段。PET-CT 不作为常规推荐。

对于术前评估为可切除的非梗阻性结肠癌，外科手术的原则比较明确，即根治性手术。所谓根治性手术，是指手术范围包括肿瘤全部，及其所在器官的大部分或全部，必要时还需将该部位周围的淋巴结转移区整块切除。自 Hohenberger W 等于 2009 年介绍了结肠全系膜切除以来，CME 手术已成为结肠癌手术中受欢迎的术式。CME 手术不仅符合肿瘤根治原则，更加符合组织胚胎学和解剖学的生理基础。相比于传统手术，CME 在淋巴结清扫数目、标本质量等方面具有明显优势，而且手术相关风险及并发症率并未升高。也有研究证实接受 CME 手术的 I ～ III 期结肠癌患者 4 年无病生存率明显高于传统术式。虽然还没有大样本的 RCT 研究探索手术方式对远期预后的影响，CME 作为根治手术中的更优选，俨然已成为早中期结肠癌外科治疗的标准。

笔者认为 CME 手术有利于外科医生的成长，由于其符合解剖学原则，学习曲线较短，腹腔镜下操作也相对容易，已成为主流术式。外科医生应该充分理解消化道发生学，明晰膜的解剖，积累手术经验和技巧，才会使手术更安全高效。

18. 微创手术

随着技术的进步和相关研究的开展，NCCN 指南对于腹腔镜手术的态度是逐渐变化的。2005 年指南对腹腔镜的评价：手术费用昂贵，术后恢复时间与开放手术没有区别，且缺乏相关的生存数据，不推荐临床常规使用。到了 2010 年，NCCN 指出对于无梗阻和穿孔的非局部进展期结肠癌，有经验的医生可以行腹腔镜手术。这是基于近年来的众多研究结果，如 CLASSICC 和 COST 研究通过长期随访后的结论：腹腔镜手术较开放手术有着相似的总生存率和局部复发率。也有随机研究发现腹腔镜手术在生存、术后恢复及住院时间方面的优势。随着快速康复外科（enhanced recovery after surgery）的进步，腹腔镜手术更体现出优势。

除了肿瘤预后的考虑，腹腔镜具有以下优点：可以做到更精细地解剖，从而降低并发症发生率；对腹腔、腹壁扰动小，相对创伤小；腹腔脏器暴露时间短，术后胃肠道功能恢复快；术后住院时间短，节省医疗费用、医疗资源，更易被患者接受。

但是 NCCN 指南对于腹腔镜手术并不是"推荐"，只是作为一个选择，可能与腹腔镜手术难度大，技术、设备要求高，手术时间长及遗漏微小肿瘤等有关。可能也与其参考研究中的其他发现有关，如 CLASSICC 研究发现腹腔镜手术环周切缘阳性率较高，虽然并未转化为较高的局部复发率，但也是一项危险因素。COLOR 研究亚组分析发现只有在手术量较大的中心，腹腔镜手术才显示出优势。

笔者认为腹腔镜手术目前已非常成熟，在较大的医院应该鼓励开展腹腔镜手术。较大的中心甚至应该鼓励进行关于 NOTES 和机器人手术的临床试验。当然，我国存在大量中晚期结肠癌及梗阻性结肠癌，使得开放手术仍具有较大空间，但是腹腔镜探查仍可作为腹腔探查的手段，一旦发现禁忌证即使中转开腹也是合适的选择。

19. 可切除结肠癌的辅助治疗

可切除的结肠癌定义为可根治性切除的结肠癌。讨论中体现为不伴远处转移的结肠癌。对可切除结肠癌的辅助治疗，2017 版指南较前并无更新，即对Ⅲ期和伴有高危因素的Ⅱ期结肠癌进行辅助化疗，不伴高危因素的Ⅱ期结肠癌可考虑在临床试验中使用卡培他滨或 5-FU 或亚叶酸钙单用方案辅助化疗。其中总高危因素包括局部晚期（T4），组织学分化不良，淋巴血管侵犯，神经周围侵犯，肠梗阻，局限的穿孔，接近 / 不确定 / 阳性的切缘，淋巴结清扫不足 12 枚。Ⅱ 期结肠癌尤其需要患者参与讨论并得出个体化治疗方案。既往研究结果显示 Ⅱ 期结肠癌辅助化疗生存获益有限。对于 T3N0M0 中不伴危险因素且 MSI-H 患者，预后良好且无法从 5-FU 化疗中获益，可选择随访观察。其中 MSI-L 者可考虑口服卡培他滨或 5-FU/LV；伴有危险因素的 T3N0M0 结肠癌患者，甚至可以考虑 FOLFOX（奥沙利铂 + 亚叶酸钙 + 氟尿嘧啶）等方案化疗。2016 年的一项研究提示 Ⅱ 期结肠癌从辅助化疗中获益的患者主要是 pT4 期者。关于化疗方案的选择，FOLFOX 方案并不比 5-FU/LV 增加生存获益。2017 版指南将上一版"生存获益分析并未显示对 Ⅱ 期结肠癌在 5-FU/LV 中加入奥沙利铂能获益。FOLFOX 方案对于高危 Ⅱ 期患者有益，而未显示对于良好预后或中危的 Ⅱ 期结肠癌有益"改为"生存获益分析并未显示对 Ⅱ 期结肠癌在 5-FU/LV 中加入奥沙利铂能获益。FOLFOX 方案对于多重高危因素的 Ⅱ 期患者可以应用，而未显示对于良好预后或中危的 Ⅱ 期结肠癌有益"。因此，目前 Ⅱ 期结肠癌是否辅助化疗仍具争议，应该遵循指南进行。NCCN 再次强调遵循指南的治疗更有助于生存获益。

笔者认为对于预后良好的 Ⅱ 期结肠癌，对有任何危险因素的 Ⅱ 期结肠癌患者应建议进行辅助化疗，选择合适的化疗方案以保证生活质量，并积极开展临床试验以获得各地区特异的或者肿瘤部位特异的结果。

对于Ⅲ期结肠癌，辅助化疗的获益比较明确。在方案选择方面亦无更新：FOLFOX 方案优于 5-FU/LV；卡培他滨 / 奥沙利铂优于静脉弹丸式注射 5-FU/LV；FOLFOX 或 CapeOX（卡培他滨 + 奥沙利铂）是首选方案，FLOX 可作为其替代方案。对于老年人的辅助化疗，30 天内死亡率随年龄增加而增长，但是发生率也很低，总的来说 5-FU/LV 在老年人的获益和毒性与较年轻者相同，Ⅱ期、Ⅲ期 70 岁以上患者在 5-FU/LV 方案基础上添加奥沙利铂尚未证明获益。指南对老年人辅助化疗相关内容未做更新。关于开始术后化疗的时间，指南仍建议在条件允许的情况下越快越好，最好在术后 6 周内开始。

另外，对于非转移性结肠癌，专家组去除了辅助治疗方案中所有单克隆抗体的使用，较前加入了那武单抗（nivolumab）和帕姆单抗（pembrolizumab）。

指南对 MSI 的检测有所更新：建议对所有结直肠癌病史者均行常规 MMR 或 MSI 检测，其检测只能在 CLIA 认证的实验室执行。这体现出对危险因素的重视。结直肠癌分子分型的研究在 *Nature* 发表，这是对结肠癌地进一步认识，将来也许会被应用于临床。随着 AJCC 第 8 版结肠癌分期手册的发布，新的危险因素如 CEA、KRAS、NRAS、BRAF 等已被写入，风险预测模型已被推广，相信未来会为临床提供更多信息。

20. 转移性结肠癌的治疗

至少有一半的结肠癌在诊断时已有转移，而且可切除的转移灶，外科手术切除后可显著改善患者预后，因此，评估其是否可切除、决定其治疗方式成为临床关键点，临床医生应该关注转移性结肠癌的治疗，积极开展 MDT。

对于可切除的肝/肺转移灶，标准治疗即手术切除。但是往往各种因素使得手术不能进行，如手术耐受性、患者意愿等，此时局部治疗成为代替手术的方案，包括影像学引导下消融术、立体定向放疗、动脉灌注化疗、介入栓塞等，但是这些手段的应用均具有争议。2017 版指南将既往对于结肠癌肝转移灶的局部治疗扩展到肺转移：局部切除优于射频消融，但可以考虑将局部治疗技术用于单发病灶。有研究指出动脉灌注化疗、栓塞的效果并没有差别。动脉灌注化疗的意义在于其有效性比系统化疗好，可以作为转化治疗的方法，即使不一定能使生存获益。经动脉化疗栓塞或许对部分患者有效，但是目前仅推荐于谨慎选择的患者。钇 -90 微球内照射治疗可以作为化疗耐药或者难治性肝转移性疾病的一个选择。放疗对于有限数量的肝转移和肺转移是可以选择的，尤其是有症状的患者，应该做好定位以减少不良反应。肿瘤消融的方法很多，但是有证据证明仅射频消融对无法手术或肝切除后复发的小转移灶的治疗有效，其他的消融技术的相关数据非常少。

潜在可切除的肝转移性结肠癌的治疗目标仍未变化，即在保证残余肝体积的情况下追求 R0 切除。但是很少有患者有机会可以将不可切除的转移性结肠癌转化为可 R0 切除的病变，因而要仔细选择。其化疗方案的制定需要关注肝脏的不良反应。新版指南在转化治疗中首次将左右半结肠治疗原则分开，只有 *KRAS/NRAS* 野生型的左半结肠癌才推荐含帕尼单抗或西妥昔单抗的联合治疗。

笔者认为，本来就是来源于不同胚层的肠段，临床表现、肿瘤预后都大有不同，可以称之为不同的器官。本次更新将此列入指南，体现出 NCCN 对左右半结肠分而治之的态度，这会引发一场关于左右半结肠分别研究、治疗的热潮。NCCN2019 结直肠癌指南中在晚期肠癌 *BRAF* 突变肿瘤的治疗方案中增加了 dabrafenib + trametinib +（cetuximab or panitumumab）[达拉菲尼 + 曲美替尼 +（西妥昔或帕尼单抗）]、encorafenib + binimetinib +（cetuximab or panitumumab）[康奈非尼 +binimetinib+（西妥昔或帕尼单抗）]。另外，在脚注中增加了 larotrectinib 是 *NTRK* 基因融合阳性的转移性结直肠癌患者的一种治疗方案，并在晚期肿瘤的检测脚注中增加了检测应包括神经营养受体酪氨酸激酶（*NTRK*）基因融合情况。

对于伴有腹膜转移的结肠癌，其治疗方案是以系统治疗为主的姑息治疗。有研究提出对于不伴腹腔外转移的腹膜转移结肠癌使用肿瘤细胞减灭手术和腹腔热灌注化疗，但是其结果很有争议。NCCN 依然认为关于肿瘤细胞减灭术和腹腔热灌注化疗需要进一步研究，对于有限腹膜转移且能争取 R0 切除的患者，经验丰富的中心可以尝试该方法。

笔者认为，转移性结肠癌的综合治疗需要 MDT，需要与患者/家属充分告知病情后讨论治疗方案，不能盲目地夸大非手术方法的疗效，也不能武断地开刀。全方位的支持治疗和对症治疗一样重要。

21. 可切除结肠癌的辅助及新辅助治疗

可切除结肠癌，尤其是指局部进展期结肠癌，讨论中包括 T4 期病变及可切除的肝/肺转移病变。目前此类患者优选的手术和系统治疗的顺序仍不明确，只有治疗时间方面指南推荐辅助治疗时间与术前辅助治疗共 6 个月。新辅助治疗亦须辩证对待：新辅助治疗更早地控制微转移、获得在体疗效评价、早期疾病进展者可避免局部治疗；其劣势是可能因疾病进展错失手术时机、无法辨认病变范围。新辅助治疗期间需要密切复查、反复进行多学科讨论，并与患者探讨进一步治疗方式。

在化疗方案的选择方面，原则上所有辅助化疗一线方案均可用于术前，需要结合病史、分期、疗效、不良反应情况选择方案。虽然指南并未明示，但临床期望新辅助治疗在 2 至 3 个月看到效果，通常应选择比较积极的化疗，避免包含奥沙利铂或伊立替康等有肝脏毒性方案，并在治疗后再次多学科讨论其后续治疗。

另外，随着肿瘤免疫治疗等研究的兴起，新的治疗方式也逐步被指南接受。新辅助过程中病变没有增长的患者，术后治疗更新为系统治疗 ± 生物治疗（生物治疗为 2B 类推荐）或观察。

笔者认为，指南对于结肠癌的新辅助治疗并无特殊更新。对于局部晚期及潜在可切除的转移性结肠癌患者都可以考虑新辅助治疗或转化治疗，前提是没有梗阻、出血或穿孔。两周期的术前化疗后及时进行疗效评价并完成手术，病理科应该进行肿瘤退缩评价以指导辅助治疗。在新辅助治疗的全程都需要多学科团队的支持，因此，多学科团队的建设在肿瘤的综合治疗和个体化治疗方面尤其重要，应该大力发展并常态化。

22. 术后随访及预防

结肠癌患者预后相对较好，关于其术后随访的研究较多。随访项目包括病史、查体、CEA 检测、腹部超声、腹部 / 盆腔 / 胸部 CT、肠镜等。不同的分期有不同的随访策略，而且需要根据患者情况个体化调整，目的是早期发现复发和转移，也可以发现癌前病变以预防肿瘤。早发现的病灶也许是可切除的，即使不一定能改善预后。

指南还指出了生活方式对结肠癌预防及防止复发方面的影响。健康的生活方式如维持良好的体重、多摄入蔬菜水果及全麦食物、补充牛奶及钙剂、口服阿司匹林等均有可能减少复发、延长生存。

关于术后随访、生活方式指导等方面，欧美国家所开展的研究及实践明显优于我们国家，这是我国医护人员需要重视及改善的。指南关于后遗症有详细的治疗及康复计划，对于健康生活方式和保健有较为全面建议，以指南的形式发布及更新更体现了NCCN 对于该部分的重视，这对我国开展相关工作也有重要的指导意义。

（白志刚 吴鸿伟 林华骏 整理）

参考文献

1. BOSCH L L, TEERENSTRAS, DE WILT J H, et al. Predicting lymph node metastasis in pT1 colorectal cancer: a systematic review of risk factors providing rationale for therapy decisions. Endoscopy, 2013, 45 (10): 827-834.

2. CHOI J Y, JUNG S A, SHIM K N, et al. Meta-analysis of predictive clinicopathologic factors for lymph node metastasis in patients with early colorectal carcinoma. J Korean Med Sci, 2015, 30: 398-406.

3. HOHENBERGER W, WEBER K, MATZEL K, et al. Standardized surgery for colonic cancer: complete mesocolic excision and central ligation--technical notes and outcome. Colorectal Dis, 2009, 11 (4): 354-364.

4. WEST N P, KOBAYASHI H, TAKAHASHI K, et al.Understanding optimal colonic cancer surgery: comparison of Japanese D3 resection and European complete

mesocolic excision with central vascular ligation.J Clin Oncol，2012，30（15）：1763-1769.

5. KONTOVOUNISIOS C，KINROSS J，TAN E，et al. Complete mesocolic excision in colorectal cancer：a systematic review.Colorectal Dis，2015，17（1）：7-16.

6. BERTELSEN C A，NEUENSCHWANDER A U，JANSEN J E，et al.Disease-free survival after complete mesocolic excision compared with conventional colon cancer surgery：a retrospective，population-base study. Lancet Oncol，2015，16（2）：161-168.

7. JAYNE D G，GUILLOU P J，THORPE H，et al. Randomized trial of laparoscopic-assisted resection of colorectal carcinoma：3-year results of the UK MRC CLASICC Trial Group.J Clin Oncol，2007，25（21）：3061-3068.

8. GREEN B L，MARSHALL H C，COLLINSON F，et al. Long-term follow-up of the Medical Research Council CLASICC trial of conventional versus laparoscopically assisted resection in colorectal cancer.Br J Surg，2013，100（1）：75-82.

9. Nelson H. Laparoscopically assisted colectomy is as safe and effective as open colectomy in people with colon cancer.Cancer Treat Rev，2004，30（8）：707-709.

10. LACY A M, GARCÍA-VALDECASAS J C, DELGADO S, et al. Laparoscopy-assisted colectomy versus open colectomy for treatment of non-metastatic colon cancer：a randomized trial.Lancet，2002，359（9325）：2224-2229.

11. VARADHAN K K，LOBO D N，LJUNGQVIST O. Enhanced recovery after surgery：the future of improving surgical care.Crit Care Clin，2010，26（3）：527-547, x.

12. 黎介寿，吴孟超，黄志强. 手术学全集—普通外科卷. 2 版. 北京：人民军医出版社，2007：397-401.

13. KUHRY E, BONJER H J, HAGLIND E, et al. Impact of hospital case volume on short-term outcome after laparoscopic operation for colonic cancer.Surg Endosc, 2005, 19 (5)：687-692.

14. VERHOEFF S R, VAN ERNING F N, LEMMENS V E, et al. Adjuvant chemotherapy is not associated with improved survival for all high-risk factors in stage II colon cancer.Int J Cancer, 2016, 139 (1)：187-193.

15. CHEUNG W Y, RENFRO L A, KERR D, et al. Determinants of Early Mortality Among 37, 568 Patients With Colon Cancer Who Participated in 25 Clinical Trials From the Adjuvant Colon Cancer Endpoints Database.J Clin Oncol, 2016, 34 (11)：1182-1189.

16. SUN Z, ADAM M A, KIM J, et al. Determining the Optimal Timing for Initiation of Adjuvant Chemotherapy After Resection for Stage II and III Colon Cancer. Dis Colon Rectum, 2016, 59 (2)：87-93.

17. ZACHARIAS A J, JAYAKRISHNAN T T, RAJEEV R, et al. Comparative Effectiveness of Hepatic Artery Based Therapies for Unresectable Colorectal Liver Metastases：A Meta-Analysis.PLoS One, 2015, 10 (10)：e0139940.

结肠癌综合治疗的全程管理经验

随着多种肿瘤治疗手段的发展，局部进展期和晚期结肠癌已由单纯的手术治疗转化为手术与化疗、放疗、介入治疗、靶向治疗、生物治疗、免疫治疗等多种治疗手段相结合的综合治疗。由于各种治疗手段涉及不同的专业和科室，结肠癌综合治疗往往需要多个学科共同完成。近年来，针对结肠癌患者的多学科协作模式诊疗一直备受关注。多学科协作模式是由临床多个学科，通过跨学科综合讨论后制定出最优化诊疗方案的临床治疗模式。其目的是使医生根据患者个体化的临床特点，向其提供综合、全面、全程和个性化的诊疗服务。近年来，MDT 已被国内外肿瘤学界多数学者认同，并被列入 NCCN 指南。而 MDT 必然离不开对每一位结肠癌患者诊治的全程管理。做好结肠癌患者的全程管理，对提高结肠癌的生存期，使更多患者获益至关重要。

对于结肠癌患者而言，患者本身并不清楚自己在某个治疗时期需要去找哪个或哪几个科室，这需要有一个主要负责科室或医生团队，针对该患者的病情，制定进一步的诊疗方案，或开展

MDT 讨论，决定下一步的治疗。并且，这个团队应一直关注并记录患者的病情变化和诊疗情况，指导患者的治疗，甚至在整个结肠癌综合治疗完成后，还应负责对患者进行复查和随访。若疾病发生复发或转移，应再次进入结肠癌的综合治疗程序。这些对结肠癌综合治疗的全过程医疗决策制定与治疗后的随访，称为结肠癌综合治疗的全程管理。

在目前结肠癌治疗需要多学科协作的情况下，结肠癌综合治疗的全程管理显得尤为重要，它能够帮助患者获得更优的治疗方案，在适当的时机及时地更换治疗方案，并且更早地发现和治疗复发和转移。首都医科大学附属北京友谊医院普外分中心的肿瘤综合治疗专业组一直致力于完善结直肠癌综合治疗的全程管理，以下为该院结肠癌患者全程管理流程。

23. 诊断及分期

在首都医科大学附属北京友谊医院，患者首次被诊断为结肠癌一般在普外科门诊，在患者被接诊后，接诊医生随即通知肿瘤综合治疗专业组，对患者信息进行登记。登记信息将保存在医院办公电脑上共享文件夹的患者统计表中，该共享文件夹仅支持医院局域网，可在全院办公电脑上调阅。登记内容包括患者姓名、在笔者医院的就诊登记号、性别、年龄、联系电话、诊断、初步考虑的临床分期、病理活检结果、肿瘤标志物结果、影像学检查报告等。笔者医院肿瘤综合治疗专业组根据患者影像学及病理学检查，确定患者肿瘤诊断及分期。诊断一般优先考虑病理活检结果，若病理活检未取到癌组织，一般再次行结肠镜取病理。若反复取病理仍未取到癌组织，病史、查体、肿瘤标志物及影像学等高度怀疑结肠癌，则对该患者进行临床结肠癌的诊断与分期，并根据该分期行进一步的治疗。结肠癌分期参照最新的结肠癌 AJCC 分期和 NCCN 指南（表2）。

表2　结肠癌 AJCC 第八版分期

临床分期	原发肿瘤（T）	病理分期
Tx	有无原发肿瘤情况不明	Tx
T0	无证据显示存在原发肿瘤	T0
Tis	原位癌、黏膜内癌	Tis
T1	肿瘤侵袭黏膜下层	T1
T2	肿瘤侵袭固有肌层	T2
T3	肿瘤穿透固有肌层到达浆膜下或侵袭无腹膜覆盖区的肠周组织	T3
T4a	肿瘤穿透浆膜	T4a
T4b	肿瘤直接侵犯或黏附于其他组织或器官	T4b
Nx	区域淋巴结转移情况不明	Nx
N0	未发现区域淋巴结转移	N0
N1	1～3 个区域淋巴结转移	N1
N1a	1 个区域淋巴结转移	N1a
N1b	2～3 个区域淋巴结转移	N1b
N1c	浆膜下层、肠系膜或无腹膜覆盖区的肠周组织内有肿瘤沉积（TD），但无区域淋巴结转移	N1c

续表

临床分期	原发肿瘤（T）	病理分期
N2	4 个及以上区域淋巴结转移	N2
N2a	4 ～ 6 个区域淋巴结转移	N2a
N2b	7 个或更多的区域淋巴结转移	N2b
Mx	远处转移情况不明	Mx
M0	没有远处转移的影像学证据	M0
M1	有远处转移	M1
M1a	转移到 1 个部位或器官，没有腹膜转移	M1a
M1b	转移到 2 个或 2 个以上部位或器官，没有腹膜转移	M1b
M1c	出现腹膜转移，无论是否合并其他器官或部位的转移	M1c

24. 制定治疗方案

对于临床分期为局部进展期或者晚期结肠癌患者，由肿瘤综合治疗专业组来组织进行多学科讨论，以决定直接手术，新辅助治疗＋手术＋术后辅助治疗，或姑息维持性治疗，或仅门诊复查随访，并制定具体的治疗方案。MDT 科室主要包括普外科结直肠外科专业组、普外科肝胆外科专业组、普外科肿瘤综合治疗专业组、肿瘤科、放疗科、影像科、病理科、介入科、胸外科等。在确定治疗方案后，与患者及家属沟通，确定最终治疗方案，并在共享文件夹的统计表中更新患者的手术时间、手术方式、临床 / 病理分期、治疗方案，每次治疗时间、严重不良反应、特殊情况等信息。对于Ⅲ期或更早期患者，在手术治疗后，若进行辅助治疗，同样在共享文件夹的统计表中更新上述信息。若不进行辅助治疗，则交代门诊复查随访事宜，并在共享文件夹登记门诊复查和随访时间，在到达随访时间时，通知患者进行门诊复查和随访，并记录复查结果及下次门诊复查和随访时间。随访原则遵循2019 年 CSCO 结肠癌指南（表 3）。

表 3 2019 CSCO 推荐的结肠癌随访方案

分类	Ⅰ级推荐	Ⅱ级推荐	Ⅲ级推荐
Ⅰ～Ⅲ期疾病术后随访	1. 随访频率 Ⅰ期：每 6 个月 1 次，共 5 年； Ⅱ～Ⅲ期：每 3 个月 1 次，共 3 年，然后每 6 个月 1 次至术后 5 年，5 年后每年 1 次随访	较Ⅰ级推荐更频密的随访频率	
	2. 随访内容(无特指时即为每次) ①体格检查，强调肛门指诊； ②血 CEA； ③肝脏超声检查（Ⅰ～Ⅱ期）； ④每年 1 次胸腹盆腔 CT（Ⅲ期或血 CEA、超声异常时）； ⑤结肠镜检查	胸腹盆腔增强CT、曾经升高过的标志物	肝脏超声造影、PET-CT
Ⅳ期转移瘤 R0 切除 / 毁损后	1. 随访 / 监测频率 头 3 年每 3 个月 1 次，然后 6 个月 1 次至 5 年，5 年后 1 年 1 次	较Ⅰ级推荐更频密的随访频率	
	2. 随访 / 监测内容 ①体检； ②血 CEA； ③每 6～12 个月 1 次胸腹盆腔增强 CT	腹部盆腔 B 超检查、胸部 X 线、结肠镜检查、曾经升高过的标志物	肝脏超声造影、PET-CT

25. 治疗

（1）手术

通知需要手术的患者，收治于普外科结直肠外科专业组，进行手术治疗。在共享文件夹的患者统计表中记录手术时间、术者、手术方式、术后病理报告、病理分期等。对于根治术后患者，肿瘤综合治疗专业组根据术后病理分期，参照最新的 NCCN 指南，决定是否进行辅助治疗，并将推荐的辅助治疗日期登记在共享文件夹中。对于姑息性手术患者，在共享文件夹的统计表中记录手术时间、术者、手术方式、术后病理报告、病理分期等，由肿瘤综合治疗专业组组织 MDT 讨论，制定进一步治疗方案，并登记治疗方案与治疗日期。

（2）化疗 / 靶向治疗 / 免疫治疗 / 生物治疗

通知到达或接近登记治疗日期患者，根据患者病情及治疗方案，决定收治在相应科室住院部或日间病房。日间病房可收治病情较为稳定，一般情况较好，且治疗时间在 1 天左右的患者。日间病房患者周转迅速，办理手续较为便捷，能够及时收治适宜的患者。在治疗结束后，登记本次治疗方案、不良反应和疗效评价信息，以及下次治疗方案、日期。若仅口服化疗药物，患者可于门诊治疗，由门诊治疗医生登记患者信息，或通知肿瘤综合治疗专业组进行登记。

（3）放疗 / 介入 / 射频消融治疗等

对于 MDT 讨论后考虑放疗、介入、射频消融等局部治疗的患者，或经过其他治疗后病情发生变化，如疾病进展，或转化 / 新辅助治疗效果较好。能够手术或局部治疗患者，可酌情进行再次 MDT 讨论。由肿瘤综合治疗专业组与手术组、B 超室、放射介入科、肿瘤科、放疗科等相应科室及时沟通，执行治疗方案。

26. 随访

对于住院治疗完成的患者，交代门诊治疗或复查事项，并利用工作电话及工作微信，及时与患者沟通。笔者医院普外科肿瘤综合治疗专业组长期组织开展患者沟通交流会，通过科普授课和讨论的形式，向患者或家属普及结肠癌诊疗及注意事项相关知识，疏解患者或家属的消极情绪，提升患者及家属对抗病魔的信心。对于门诊治疗或复查随访的患者，门诊医生打开普外科共享文件夹，调阅患者统计表，迅速了解患者病情，并参考最新 CSCO 指南制定门诊治疗或复查方案。我们将结肠癌综合治疗的全程管理流程总结如下（图 3）。

我院结肠癌综合治疗的全程管理的优势：肿瘤综合治疗专业组与手术组处于同一科室，能够更及时地沟通，保证多学科协作模式的充分执行。肿瘤综合治疗专业组能够承担并实施患者的化疗、靶向治疗、生物治疗和免疫治疗等。同时，在治疗过程中严格遵循规范化、个体化原则，对于较为复杂的病例，及时组织 MDT 讨论，保证多学科治疗的及时、有效进行。在此过程中，

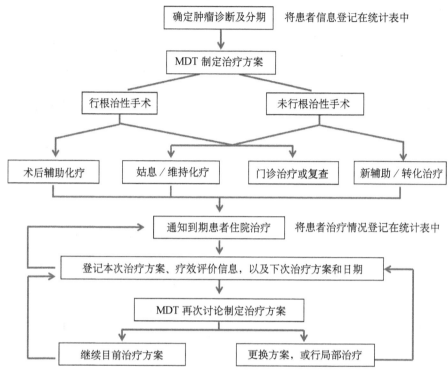

图 3　结肠癌综合治疗的全程管理流程（彩图见彩插 3）

对患者基本信息和病情、治疗随访情况的随时记录非常重要。同时还应与患者建立密切联系，可建立专用工作手机，注册工作微信，添加每个患者或家属微信。也可建立微信群，方便向多人发送消息，或发送群通知。由肿瘤综合治疗专业组中的肿瘤科医生，手术组的外科医生，以及其他科室医生同时负责患者的综合治疗，能够保证肿瘤治疗的较高水准和较强规范性。综上所述，对患者进行手术、化疗、靶向治疗、免疫治疗、放疗、介入、射频消融治疗、复查随访等全程管理，是提高结肠癌患者生存期，改善患者预后的关键保障。

（邓　薇　张玉龙　整理）

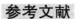

参考文献

1. National Comprehensive Cancer Network（NCCN）Clinical Practice Guidelines in Oncology：Colon cancer. Version 2.2019.https：//www.nccn.org/professionals/ physician_gls/pdf/colon.pdf.

2. 中国医疗保健国际交流促进会，结直肠癌肝转移分会. 中国医促会结直肠癌肝转移分会结直肠癌肝转移 MDT 诊治共识（讨论版）. 肝癌电子杂志，2017，4（2）：1-12.

3. KATHLEEN DE GREEF，CHRISTIAN ROLFO，ANTONIO RUSSO，et al. Multisciplinary management of patients with liver metastasis from colorectal cancer. World J Gastroenterol，2016，22（32）：7215-7225.

4. 国家癌症中心 / 中国医学科学院北京协和医学院肿瘤医院消化道肿瘤 MDT. 国家癌症中心 / 中国医学科学院北京协和医学院肿瘤医院结直肠癌肝转移 MDT 治疗共识. 肝癌电子杂志，2016，3（4）：1-8.

5. 黄理哲. 多学科协作诊疗模式在结直肠癌精准个体化治疗中的应用效果. 广西医学，2018，40（4）：396-398.

3D 腹腔镜及机器人技术在结直肠癌外科治疗中的应用

    随着时代的发展，有着 100 多年历史的腹腔镜技术已经在外科领域被广泛应用。作为近几年新兴的医学技术，3D 腹腔镜的成功应用标志着我国已经进入微创时代。3D 成像最早被应用在机器人腹腔镜手术中，并在欧美发达国家被广泛应用。在美国，依靠机器人治疗前列腺癌手术已经超过传统的前列腺癌手术。而其主要优点在于通过更为清晰的 3D 成像，配合机器人的精细化操作，从而达到对手术的良好控制。该技术也将成为未来机器人腹腔镜手术的发展方向。早在 20 世纪 90 年代，三维成像（three-dimensional imaging，3D 成像）技术就已被应用于腹腔镜手术，3D 技术能够很好解决传统腹腔镜二维图像在空间定位和辨认解剖结构方面的不足，但由于当时的 3D 设备具有分辨率低、术者易出现视觉疲劳等缺点，一直未能得到广泛推广。近年来，随着技术的不断革新，上述不足得以大幅度改善，3D 腹腔镜又重回外科医生视野中，此技术已在欧美等国家得到大范围应用。3D 腹腔镜具有三维立体感手术视野及明显的手术操作纵深感，这是对传统腔镜技术的进一步提升和发展。

27. 3D 腹腔镜技术特点

应用 3D 腹腔镜系统进行手术操作能获得更明显的视野纵深感和更强的空间定位性，从而在一些重要血管的游离裸化和淋巴结清扫等过程中，达到更加精准的效果。腹腔镜下进行标本离断或做距离判断时，3D 腹腔镜因具有显著的立体视野，对切缘或操作距离的掌控更为准确。腹腔镜下的一些精细定向操作，如腹腔镜下手工缝合操作、精细吻合及消化道重建，立体视野的优势更为明显，对缝合时持针器械的换手操作、持针器打结时的三维立体判断都有非常重要的帮助。3D 腹腔镜由于更接近立体真实的视觉，因此，手术中使得操作更为便利，发生操作错误概率明显降低。对无腹腔镜经验者而言，相比 2D 腹腔镜技术更易掌握，学习曲线相对缩短，更易为无腹腔镜手术经验者接受。

多项数据表明 3D 腹腔镜在定位和操作方面都有着比传统腹腔镜更好的优势。Smith 通过实验发现，在手术中的抓握、穿刺、缝合和切割方面，3D 腹腔镜可加快 36% 的效率，而出错率方面可减少 60%。传统的 2D 腹腔镜在手术成像方面，会出现 35% ~ 80% 的图像损失，从而使得医生在进行手术时会感觉到不适应和不习惯。同时该技术在提高初学者的微创学习方面具有

中国医学临床百家

很强的教学意义。Kong 等以具有腹腔镜手术微创经验的人作为实验对象，分组分别使用 2D 和 3D 腹腔镜，在使用后，60% 的初学者认为他们更喜欢采用 3D 腹腔镜进行实验。

但我们也注意到，在实际的手术操作中，由于 3D 腹腔镜镜头所具备的放大高清立体效果，使得扶镜手轻微的手部震颤或小幅度的镜头快速调整都会使视频图像晃动更为明显，长时间操作往往给术者带来视觉不适或疲劳。

28. 3D 腹腔镜手术适应证

近年来，随着技术的进步和器械的完善，3D 腹腔镜手术适应证不断扩大。由于 3D 腹腔镜手术是在成熟、规范的 2D 腹腔镜手术术式基础上进行，而 3D 腹腔镜与 2D 腹腔镜相比，具有手术视野的三维立体感和手术操作的纵深感，其手术操作步骤和技巧仍一致，因此，3D 腹腔镜手术的适应证范围与传统 2D 腹腔镜手术相当。对于胆道、阑尾、甲状腺、脾脏、胰腺、肝脏、结直肠、胃和疝手术等，3D 腹腔镜均可作为可选的手术平台与方式。3D 腹腔镜在胃、结直肠和胰腺手术等方面有较大优势。

29. 3D 腹腔镜技术的优势

3D 腹腔镜的高清晰分辨率加上立体效果，除了在血管分离、淋巴结清扫时给术者带来更清晰的画面外，更能辨清组织结构的前后层次，腔隙结构辨认更精确，血管壁损伤机会减少。无

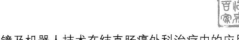

论左半结肠或右半结肠手术，越来越强调 Toldts 间隙、Gerota 间隙、胰前间隙、胰十二指肠前间隙辨认和解剖；对于脂肪组织比较多的左右侧腹膜、结肠旁沟，准确辨认腹壁脂肪亦或结肠系膜脂肪，以期将结肠系膜与之分开、完整切除，达到最精确的解剖学分离。然而上述间隙和各层脂肪组织原本是重叠在一起的，2D 腹腔镜下要分辨间隙难度虽然较开放手术有所降低，但还需要术者具备牢固的解剖学知识和丰富的手术经验，才能在手术中准确行走在间隙之间。而 3D 腹腔镜下，各个间隙的筋膜组织和不同脂肪结构差别显现明显，极容易辨认，发生间隙层次判断错误的概率降低，手术进程也顺利许多。

30. 3D 腹腔镜不足之处

除上述提及的易产生视觉疲劳外，与 2D 腹腔镜系统相比，3D 腹腔镜镜头虽然具有视野纵深感更强、空间定位更精确的优点，但同时由于目前的 3D 腹腔镜是按照三维成像原理进行工作，绝大多数双摄像头的位置是固定的，因此，在实际工作当中，尚无法做到像 2D 腹腔镜旋转镜头切面的角度来改变视角。在这种情况下，当目标手术视野中出现其他组织遮挡时，其后方的解剖结构就难以显露，此时可弯曲高清 3D 镜头以弥补此方面的不足。

此外，由于 3D 腹腔镜系统本身的成像特性，目前市场上大多数 3D 腹腔镜镜头存在一个"comfort zone"或"stereoscopic window"的概念，即观察物体与镜头距离应在一个适当的范围内，否则会使图像的 3D 效果受到部分损失或引起视觉上的不适。因此，显露手术视野时，扶镜手应注意到这一客观存在的问题，避免镜头过于接近观察物体，减少 3D 效果的损失。我们建议，应加强手术训练，强调整个手术团队的技术训练和配合，提高图像的 3D 稳定性，从而提高手术安全性和手术质量。

总而言之，3D 腹腔镜手术是外科手术朝着外科微创化、手术精准化方向不断发展的必然产物，亦是科学技术、医学器械设备不断发展的产物，是对 2D 腹腔镜技术的有益补充。但是，其进一步推广和应用仍依赖于更多外科医师观念的转变和器械设备的进一步更新和改善。腹腔镜外科医师应在已具备良好腹腔镜操作经验的基础上，努力尝试并掌握这一新兴技术平台上的技术，以推动腹腔镜微创外科朝着更微创、更精准的方向发展。目前国内外对于 3D 腹腔镜的应用研究以模拟器实验研究较多，而真正以临床手术为对象的临床性研究仍相对较少，且较多仍以病例报告或回顾性分析为主，而设计良好、针对各类手术的 RCT 研究尤为缺乏。因此，尚无法全面客观地评判 3D 腹腔镜手术优缺点和临床推广价值，亟须科学的临床试验给予严谨的回答并指导临床工作的开展。

31. 达芬奇外科系统

90 年代早期微创手术的变革开创了外科一个新时代，使得外科医生无须直接用手触及患者的身体。一旦医生可以通过长手术器械触及患者，机器人加入则势在必行。机器人技术的理念是改善外科医生的触觉特性，使灵巧的微创手术步骤得以实施。

达芬奇外科系统（da Vinci Surgical System，dVSS）由 Intuitive Surgical 公司开发，是美国首个用于常规腹腔镜手术的手术机器人系统。目前，世界各地医院的 dVSS 装机量超过 800 台，已在胸腔外科、泌尿外科、普外科、妇产科手术及部分心脏手术中应用。

机器人手术系统由视频系统、机械臂系统和医师控制台 3 部分组成。视频系统为主刀医师提供放大 10 ～ 15 倍的高清三维图像，赋予手术视野真实的深度感，增加医师对手术的把握。机械臂系统位于床旁，安装有 1 条镜头臂和 3 条器械臂。器械臂所持专用器械具有独特的可转腕结构，可以 540° 旋转，突破了双手的动作限制，使操作更灵活，尤为适合狭小空间内的手术。主刀医师坐于控制台前，实时同步控制床旁机械臂的全部动作，无需长时间站立，显著减轻了生理疲劳。机器人计算机系统自动滤除术者动作中的不自主颤动，使操作更稳定。除了上述优点，机器人手术系统仍需改进，如缩短机器人连接安装时间，镜头臂和器械臂可以转换使用，缩小机械臂体积、扩大机械臂活动范围，增加机械臂力反馈功能，降低设备耗材及维护费用等。尽管如此，dVSS 已被证实可广泛应用于心胸外科、泌尿外科和普外科。

32. 机器人结直肠癌手术适应证与禁忌证

手术适应证与传统腹腔镜手术类似。手术禁忌证：①不能耐受全身麻醉，如严重的心、肺、肝等主要脏器功能不全；②严重凝血功能障碍；③妊娠期患者；④腹盆腔内广泛转移，机器人手术系统下清扫困难；⑤结直肠癌梗阻伴有明显腹胀；⑥肿瘤穿孔合并急性腹膜炎；⑦腹腔广泛严重黏连等导致不能进行穿刺；⑧身体衰竭、大量腹水、内出血或休克；⑨ BMI > 40kg/m^2 的重度肥胖者（目前尚无加长的机器人手术系统穿刺器及手术器械）。

33. 机器人结直肠癌手术现状

机器人直肠癌、乙状结肠癌手术技术已较为成熟。大量回顾性研究、荟萃分析和少数小样本随机对照临床试验结果显示，机器人直肠癌手术的优势主要在于更为精细的手术操作；更为精确与流畅的直肠分离，可转向器械更易克服直杆器械在低位直肠侧方间隙游离中的"相对死角"，保障系膜的完整切除；更快的术后胃肠道功能恢复；更好地保护盆腔自主神经功能（排尿功能、性功能等）；更少的术中出血；比腹腔镜手术更低的中转开腹率和相似的术后并发症发生率和住院时间。同时，由欧洲肛肠协会组织的 ROLARR 研究结果显示直肠癌患者机器人手术与传统腹腔镜手术在肿瘤根治、术后并发症、短期生活质量及中转开腹率方面均无显著差异，5 年生存率的比较结果尚待报道。

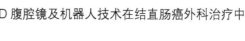

目前尚缺乏机器人右半结肠癌根治术后长期生存方面的报道。结肠其他部位（横结肠左半、结肠脾曲和降结肠）肿瘤的机器人手术目前报道较少，优势有待进一步评估。相较直肠癌，机器人在右半结肠癌手术中的应用发展较为缓慢，其主要原因在于现有达芬奇机器人系统设计的缺陷。与传统腹腔镜相比，现有的达芬奇机器人系统所提供的机械臂活动范围较小，由于直肠癌根治术所需的手术范围不大，因而并无明显影响。右半结肠癌根治术的解剖和淋巴结清扫范围较大，为机器人的应用带来了较多困难。随着机器人技术的深入开展，部分临床中心也摸索出了适合机器人的右半结肠癌根治术式。然而，各临床中心开展机器人右半结肠癌根治术尚缺乏统一标准，水平差异较大。尽管如此，现有的研究显示机器人右半结肠癌根治术具有可靠的安全性，然而其疗效有待更多大型前瞻性临床研究验证。

34. 机器人手术的挑战和机遇

达芬奇机器人手术系统的缺陷经过 10 余年的发展，目前的第 3 代达芬奇机器人手术系统在结直肠癌手术中的优势已十分显著。然而，相较传统腹腔镜手术，其仍有不足之处。

（1）手术时间延长

众多研究显示，达芬奇机器人通过提高手术操作的精确性减少了主刀医师的操作时间，但其需要一定的机械装配时间，为 20 ～ 30min。而在手术过程中，机器人偶然出现的机械故障也需要时间去排除。总体来说，机器人结直肠癌根治术时间长于传统腹腔镜手术。尽管目前研究认为，延长的手术时间并未造成实际不良后果，但其潜在增加的麻醉反应、气腹 CO_2 吸收与应激创伤仍不容忽视。

（2）机械臂活动范围受限

达芬奇机器人的机械臂从同一个塔台延伸出来，每条手臂的活动范围相对较小，在大范围手术（如结肠肝曲癌根治术）中可能造成较多不便。

（3）力反馈缺失

目前的达芬奇机器人系统尚无力反馈功能。术者在缺少"手感"的情况下进行操作，仅依靠视觉判断力度，增加了手术难度。同时，在体积较小的 T1 和 T2 期肿瘤及内镜黏膜下剥离术（endoscopic submucosal dissection，ESD）与内镜黏膜切除术（endoscopic mucosal resection，EMR）后基底切缘阳性者的补救手术中，由于缺少力反馈也使病灶的术中定位较为困难。

（4）价格昂贵

达芬奇机器人系统价格高昂，目前主流的第 3 代机器人售价达 2200 万元人民币，且配套的器械和无菌耗材费用为 500 美元/次或把，即使不考虑设备折旧费，每台手术也必须增加 2 万～3万元的耗材费用，显著增加患者负担。同时，达芬奇系统每 4 个月必须进行 1 次预防性维护，每年的维护费用约为 200 万元人民币。高昂的支出抵消了达芬奇机器人系统节约人力的优势，限制其在国内推广应用。

医学技术的发展日新月异，腹腔镜技术经历百年方才枝繁叶茂，机器人技术不过十余载已成为外科手术不可或缺的重要组成部分。随着 5G 时代的来临，人工智能的发展，远程机器人、智能机器人手术也迎来新的契机。可以预见，随着机器人技术日臻完善，应用范围也会日渐扩大，有望取代腹腔镜成为结直肠癌微创手术的新潮流。

（赵晓牧　牛　磊　整理）

参考文献

1. SAHU D, MATHEW M J, REDDY P K. 3D Laparoscopy - Help or Hype；Initial Experience of A Tertiary Health Centre.J Clin Diagn Res，2014，8（7）：NC1-3.

2. KAUFMANY, SHARONA, KLEIN O, et al.The three dimensional "insecteye" laparoscopic imaging system-aprospective randomized study.Gynecological Surgery，2007，4（1）：31-34.

3. HANNA G B, SHIMI S M, CUSCHIERI A.Randomized study of influence of two-dimensional versus three-dimensional imaging on performance of laparoscopic cholecystectomy.Lancet，1998，351（9098）：248-251.

4. ALARAIMI B, ELBAKBAK W, SARKER S, et al.A randomized pro-spective study comparing acquisition of laparoscopic skill sin three-dimensional（3D）vs.two-dimensional（2D）laparoscopy.World Journal of Surgery，2014，38（11）：2746-

中国医学临床百家

2752.

5. BROHOLM M, POMMERGAARD H C, GÖGENÜR I. Possible benefits of robot-assisted rectal cancer surgery regarding urological and sexual dysfunction: a systematic review and meta-analysis.Colorectal Dis, 2015, 17 (5): 375-381.

6. KIM C W, KIM C H, BAIK SH.Outcomes of robotic-assisted colorectal surgery compared with laparoscopic and open surgery: a systematic review.J Gastrointest Surg, 2014, 18 (4): 816-830.

7. LIAO G, ZHAO Z, LIN S, et al.Robotic-assisted versus laparoscopic colorectal surgery: a meta-analysis of four randomized controlled trials.World J Surg Oncol, 2014, 12: 122.

8. XIONG B, MA L, ZHANG C, et al. Robotic versus laparoscopic total mesorectal excision for rectal cancer: a meta-analysis.J Surg Res, 2014, 188 (2): 404-414.

9. YANG Y, WANG F, ZHANG P, et al.Robot-assisted versus conventional laparoscopic surgery for colorectal disease, focusing on rectal cancer: a meta-analysis. Ann Surg Oncol, 2012, 19 (12): 3727-3736.

10. ORTIZ-OSHIRO E, SÁNCHEZ-EGIDO I, MORENO-SIERRA J, et al. Robotic assistance may reduce conversion to open in rectal carcinoma laparoscopic surgery: systematic review and meta-analysis.Int J Med Robot, 2012, 8 (3): 360-370.

11. MEMON S, HERIOT A G, MURPHY D G, et al. Robotic versus laparoscopic proctectomy for rectal cancer: a meta-analysis.Ann Surg Oncol, 2012, 19 (7):

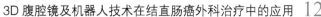

2095-2101.

　　12. TRASTULLI S，FARINELLA E，CIROCCHI R，et al. Robotic resection compared with laparoscopic rectal resection for cancer：systematic review and meta-analysis of short-term outcome.Colorectal Dis，2012，14（4）：e134-e156.

结肠早癌治疗进展

35. 肿瘤形态及组织病理学特征是决定结肠早癌治疗的关键因素

根据我国 2015 年发布的《中国结直肠癌诊疗规范》，早期结肠癌（pT1）是指癌细胞穿透结肠黏膜肌层浸润至黏膜下层，但未累及固有肌层，无论有无淋巴结转移。

目前结肠早癌的治疗已形成了以内镜切除和外科手术为主的综合治疗策略，而临床上在制订相关治疗方案之前，我们必须要完善结肠早癌患者的预后风险评估。近年来随着结肠癌高危人群筛查逐渐普及，结肠早癌的诊断率及内镜下切除率不断提高。虽然现代消化内镜技术发展迅猛，出现了多种新型内镜，如色素内镜、超声内镜、共聚焦激光显微内镜等，可为结肠早癌的早期发现及诊断提供新的技术基础。但结合国内外指南及临床经验，对肿瘤是否发生淋巴结转移及相关预后判断最具有参考价值的仍然是肿瘤形态及组织病理学特点。

早期结肠癌在形态上多表现为息肉样病变。结肠息肉多由结肠镜检查发现，其形态学表现被认为是预测息肉病变良恶性的重要因素。根据内镜下表现，结肠息肉在形态学上可分为隆起型（Ⅰ型）和平坦型（Ⅱ型），前者又可分为有蒂息肉（Ⅰ1p）、亚蒂息肉（Ⅰps）及广基息肉（Ⅰs）。有蒂息肉通过不同长度的蒂连接于结肠黏膜，而广基息肉多呈扁平样生长，基底较宽，与结肠黏膜较为紧密。显然，广基息肉通过圈套套扎等方法难以完整切除，常需内镜下黏膜切除术或内镜黏膜下剥离术等方式进行切除。研究显示直径≤5mm的结肠息肉，其恶变风险极低。Nusko等对11 188例结肠镜下检出的腺瘤进行分析发现，其中5027例直径<5mm的腺瘤中均未发生恶变。同时，有研究指出，直径介于1.5～3.5cm的结肠息肉恶变发生率为19%～43%。由此可见，体积越大的广基息肉，其发生恶变的可能性更高。

除了常见的息肉样结肠病变，近年来对非息肉样结肠肿瘤（non-polypoid tumors，NPTs）的研究也越来越多，特别是其中较大（直径>10mm）的扁平样病变，往往向侧边生长，又被称为侧向发育型肿瘤（laterally spreading tumors，LSTs）。相比于有蒂息肉样肿瘤，LSTs发生高级别异型增生或局部侵犯的可能性更大，同时内镜下诊断及切除也更为困难。我们知道，结肠息肉病变的形态对于结肠早癌的诊断及治疗具有重要指导意义。根据巴黎分型，结肠息肉可依据外观分为：息肉样类型、非息肉样类型和混合型。其中根据病变高度与结肠黏膜面的关系，非息肉样类型又细分为轻度抬高型（slightly elevated，0-Ⅱa）、扁平型（flat，0-Ⅱb）、轻度压低型（sligtly depressed，0-Ⅱc）。一般形态上呈扁平或轻度抬高型的 NPTs 倾向于侧向生长，而轻度压低型的 NPTs 却易于向结肠壁深层生长，继而导致发生黏膜下层侵犯（submucosal invasion，SMI）的风险升高。就 NPTs 发生部位而言，研究表明，NPTs 可发现于全结肠任一部位，而息肉样病变则多好发于左半结肠。

直径 ≥ 10mm 的扁平 NPTs 由于多向侧边生长而被称为侧向发育型肿瘤。LSTs 根据色素内镜染色后的表现可分为颗粒型（granular type，LST-G）和非颗粒型（non-granular type，LST-NG）。LST-G 表面由颗粒样小结节聚集而成，故而根据颗粒分布情况又可分为颗粒均一型（homogeneous type）和结节混合型（mixed-size nodules type）。内镜下颗粒均一型表面颗粒均一，大小形态基本一致；结节混合型表面颗粒大小不一，病变边缘或中央处多呈较大结节样颗粒。笔者所在中心随访的 173 例患者，经内镜共切除 185 个 LSTs。其中 LST-NG 占 31.4%，而 LST-G 占 68.1%。Uraoka T 等发现均一型 LST-G 发生黏膜下侵犯的风险较低（< 2%），且发生 SMI 的风险与肿瘤体积无关，而相比于均一型 LST-G，结节混合型发生 SMI 的风险较高，且与肿瘤体积显著相关（病变直径 < 20mm 为 7.1%，直径 > 30mm 为 38%）。非颗粒型 LSTs 可分为扁平隆起型和假凹陷型。Kudo Se 等发现非颗粒型 LSTs 发生 SMI 的风险较 LST-G 更高，尤其是假凹陷型 LST-NG，直径 < 20mm 的病变 SMI 发生率为 12.5%，直径 > 30mm 的病变发生 SMI 可能性高达 83.3%。

浸润深度也是评估早期结肠癌预后风险的重要指标。早在 1985 年，Haggitt 等就根据结肠腺癌浸润深度将有蒂息肉样的早期结肠癌分为 0 ～ 4 个等级。0 级是指肿瘤局限于黏膜层，尚未穿透黏膜肌层（即原位癌或黏膜内癌）；1 级是指肿瘤穿透黏膜肌层，侵犯至黏膜下层，但肿瘤局限于息肉头部；2 级即肿瘤侵犯至息肉颈部（息肉头部与茎部）；3 级是指肿瘤向下侵犯至息肉茎部；4 级即肿瘤向下侵犯至黏膜下层，尚未突破固有肌层。对于广基息肉，Haggitt 等认为无论肿瘤侵犯至上述任意等级，均属于 4 级。Nivatvongs 等报告了 151 例因结肠息肉接受结肠切除的患者，其中浸润深度为 4 级的区域淋巴结转移发生率为 27%。在 20 世纪 90 年代初期，日本学者 Kudo 及 Kikuchi 等将广基息肉的浸润深度划分为 3 个等级并沿用至今：SM1 即浸润深度为黏膜下层的上 1/3；SM2 为浸润深度为黏膜下层的中 1/3；SM3 为浸润深度为黏膜下层的下 1/3。一项 Meta 分析显示肿瘤在黏膜下层浸润深度 > 1mm 与区域淋巴结转移呈明显相关。因此，早期结肠癌中肿瘤组织在黏膜下层的浸润深度与区域淋巴结转移紧密相关。肿瘤在黏膜下层浸润深度越大，其发生区域淋巴结转移的可能性越高，预后越差。局限于黏膜层的结肠早癌，NCCN 指南认为其并不具备淋巴结转移的风险，而由于黏膜下层具有丰富的

淋巴管及血管，对于浸润至黏膜下层的结肠肿瘤（尤其是 SM2
或 SM3），区域淋巴结转移率可达 10% ～ 29%。

36. 国内外关于早期结肠癌诊疗的临床指南

近年来我国结肠癌的发病率和死亡率呈逐步上升趋势。临床
就诊患者中多数属于中晚期肿瘤，结肠早癌诊断率仍较低。为进
一步规范我国结直肠癌诊疗行为，提高医疗机构结直肠癌诊疗水
平，改善结直肠癌患者预后，保证医疗质量与安全，中华医学会
消化内镜学分会及消化病学分会制订了《中国早期结直肠癌及癌
前病变筛查与诊治共识》（以下简称《共识》），对于结直肠早癌
的筛查、诊断与分期、内镜及外科治疗、组织标本的规范化处理
及预后随访等问题做了详细地阐释。

特别注意的是，《共识》明确了对于早期结肠癌的定义：癌
细胞穿透结肠黏膜肌层浸润至黏膜下层，但未累及固有肌层，无
论有无淋巴结转移，称为早期结肠癌。上皮重度异型增生及不能
判断浸润深度的病变称高级别上皮内瘤变，如癌组织浸润固有膜
则称黏膜内癌。

日本结直肠癌协会指南虽未明确提出结肠早癌的定义，但
亦着重强调了局限于结肠黏膜及黏膜下层肿瘤的内镜及外科治疗
流程。对于临床诊断为黏膜内癌或轻度黏膜下浸润癌的患者，充
分评估内镜下切除可行性后，首选内镜下整块切除。如内镜下切
除风险较高，或黏膜下肿瘤浸润较深的患者，建议行外科手术切

除。同时，指南中对于外科手术的淋巴结清扫范围亦做了明确规定。

相比于国内结直肠癌诊疗规范，最新版美国 NCCN 结肠癌指南更强调对于结肠息肉的处理。内镜下息肉切除术后标本的组织病理学特点决定了患者是否应该接受外科手术，如分化程度 3 或 4 级、血管淋巴管侵犯或切缘阳性等，均提示患者应行根治性结肠切除术 + 区域淋巴结清扫。

37. 内镜下切除术是结肠早癌的主要治疗方式

20 世纪 60 年代，Niwa H 等首次报道了内镜下息肉切除术。此后，内镜下切除术作为胃肠道肿瘤的微创治疗方式逐渐在临床上被推广普及。近年来，随着内镜技术与设备的不断发展和应用，内镜下黏膜切除术及内镜黏膜下剥离术已经成为胃肠道早期肿瘤的标准治疗方式。EMR 最早是由 Dehle 等在 1973 年首先报道，在黏膜下注入生理盐水以进行结肠息肉切除。此后经过不断改良发展，EMR 逐渐演变出许多术式：透明帽法（EMR with a cap，EMRC）、套扎器法（EMR with a ligation，EMRL）等。但对于较大范围的病变，EMR 不完整切除及早期肿瘤残留可能性较大。1999 年 Gotoda T 等应用新发明的 IT 刀进行了病变的完整切除，即内镜黏膜下剥离术。ESD 切除深度一般在结肠黏膜下层，提高了病变整块切除的效率，降低了分块切除所带来的肿瘤残留或复发风险，同时相比于外科手术，具有创伤小等优势，目前在临床上被广泛应用于胃肠道早期肿瘤的治疗。

EMR 切除深度为黏膜全层、黏膜肌层及黏膜下全层，明确结肠病变的局部浸润深度是行 EMR 切除的先决条件。近年来随着超声内镜（endoscopic ultrasonography，EUS）的普及，通过术前 EUS 已可评估及判断肿瘤浸润深度。Siddiqui A 等报道了 EUS 用于评估肿瘤 T 分期的准确率为 80% ～ 95%。临床上对于高度怀疑结肠早癌的患者，均可行超声内镜以明确肿块的浸润深度，判断其大小、边界、内部血流等情况。但亦有研究显示，超声内镜仅在结肠黏膜内癌浸润深度的评估上具有很高的准确率，而对于黏膜下层肿瘤浸润深度评估的准确率不高。

EMR 切除是在结肠黏膜下层注射生理盐水或另加亚甲蓝染料等，注射时应在病灶周围黏膜进行多点注射，使病灶充分抬起，使用圈套器套取、收紧，应用高频电凝电切，将病灶完整切除。对于较大的扁平样息肉病变，EMR 往往难以一次完整切除，常需多次分块切除肿瘤，这也可能导致肿瘤残留及复发。ESD 恰恰在这方面弥补了 EMR 的不足。与 EMR 相比，ESD 可一次切除较大的结肠病变，避免了 EMR 分块切除所导致的肿瘤残留，以便对完整切除的标本进行全面地病理检查，明确病理诊断，指导后续治疗及随访方案的制订。ESD 切除时用靛胭脂在肿瘤边缘外侧约 0.5cm 作标记，然后采用 EMR 同样的方法进行黏膜下注射，形成抬举征，再使用切开刀沿病灶周围作环形切开，将病灶完整剥离。剥离后应对创面进行处理，去甲肾上腺素冰盐水喷洒、高频电凝或止血夹进行创面止血等。

目前国内外并无严格或标准的 EMR 或 ESD 临床适应证，多数适应证的掌握需要依赖内镜医师的临床经验及个人偏好。据统计，日本内镜医师实施 ESD 的临床经验较西方更为丰富，故而在 ESD 适应证的掌握上可能更为宽泛。目前认为，直径≤ 2cm 的结肠病变可以通过 EMR 进行整块切除，而更大者只能进行分块切除，增加了肿瘤相关的风险。在西方国家 ESD 更多地被用于较大（直径＞ 4cm）或高度怀疑黏膜下早癌的病变。ESD 目前在日本开展的临床应用更多，2009 年，已经较为成熟的结直肠 ESD 被日本政府批准认可而广泛用于临床治疗，当时 ESD 的临床适应证：①直径＞ 20mm 的结直肠早癌，且通过 EMR 无法进行整块切除者；②肿瘤无抬举征，或残余肿瘤直径＞ 10mm 且 EMR 切除困难者。目前国内实施 ESD 的临床适应证尚无明确界定，尤其是早期结肠癌，如无内镜检查禁忌，不论病灶位置及大小，均可行 ESD。但 ESD 不仅可以切除病灶周围黏膜，还可切除黏膜下组织，达到肿瘤完整切除，故而目前多用于 EMR 难以整体切除的病变，如非颗粒型侧向发育型肿瘤等。

对于结肠早癌，无论行 EMR 还是 ESD 切除，术后肿瘤复发及预后情况究竟如何始终是我们关心的重要问题。据统计，在没有附加外科切除手术的情况下，内镜下切除治疗 pT1 结肠癌的复发率约为 3.4%（2.3% ~ 7.3%）。复发时间为术后 22 ~ 38.3 个月。在 134 例复发病例中，无淋巴结转移相关组织病理学危险因素的病例仅有 12 例（9.0%），剩余 122 例（91%）病例均存在至少一个与淋巴结转移相关的组织病理学危险因素。其中有 61 例（46%）病例在随访过程中出现远处转移。由此可见，pT1 结肠癌行内镜下切除治疗后的肿瘤复发率相对较低，但对于复发病例，预后很差。而上述数据也证实了病变的组织病理学特征对于结肠早癌综合治疗方案的制定具有重要指导意义。

内镜下切除术后随访也是结肠早癌治疗方案中的重要组成部分。EMR 切除术后建议每 3～6 个月进行 1 次结肠镜检查，直至内镜下可见良好且完整的愈合瘢痕，同时无残留息肉。Knabe M 等甚至推荐定期进行愈合瘢痕活检，然而并无证据表明这会使患者显著获益。术后随访复查明确创面瘢痕愈合良好且无息肉复发，则可将复查间隔延长至每年 1 次即可。ESD 切除由于创面较大，为了使结肠黏膜可以充分愈合以便检查时可观察到愈合瘢痕，一般建议术后 6 个月时进行第 1 次复查。ESD 术后复查率较低（＜3%），结肠镜检查除了明确术后创面瘢痕愈合情况外，还应仔细检查全部结肠以排除同时性多原发病变。此后患者一般可 3～5 年进行 1 次结肠镜检查。

ESD 和 EMR 主要并发症为穿孔和出血等。结肠穿孔是 EMR 与 ESD 最为严重的并发症。深层肠壁损伤（deep mural injury，DMI）主要是指对于肠壁固有肌层的损伤。国外将 EMR 造成的固有肌层（muscularis propria，MP）的损伤分为 5 类：①镜下可见固有肌层，但并无机械性损伤；②局部或大块黏膜下组织缺失，高度怀疑固有肌层损伤；③固有肌层损伤；④可见白色环状穿孔，未观察到污染；⑤可见白色环状穿孔，并观察到污染。研究表明，第3～第5类DMI发生率并不高，约为3%。DMI的发生与如下因素相关：病变位于横结肠（OR=3.6）、整块切除（OR=3.8）、高度异型增生或黏膜下浸润癌（OR=3.0）。统计数据显示，ESD的穿孔发生率高于EMR，为3.3%。一项研究显示，处于学习曲线早期的内镜医师，ESD穿孔发生率可达5%～10%，而具有丰富操作经验的内镜医师，其ESD穿孔发生率小于3%。目前对于EMR或ESD穿孔，最为常用的是内镜下金属夹钳夹，术后常规给予抗生素积极抗感染，患者多可痊愈。如穿孔较大，合并严重腹腔感染，则须考虑行急诊外科手术治疗。

出血是EMR和ESD操作最为常见的并发症，可分为术后立即发生的出血（immediate postpolypectomy bleeding，IPPB）及延迟出血（delayed postpolypectomy bleeding，DPPB）。同时，既可以发生自限性的渗出型出血，也可能发生活动性的动脉出血。影响内镜下早癌切除的出血相关因素包括肿物的类型和大小、肿物的位置及患者的凝血功能。

术后立即发生的出血发生率为1.8%～2.8%。多因素分析结果显示，年龄≥65岁、心血管基础疾病或慢性肾脏疾病、服用抗凝药物、病变＞10mm、有蒂息肉、术前肠道准备不充分、术中应用电切模式等均为IPPB的危险因素。目前解决IPPB最为常用的方法是内镜下钳夹止血。研究显示，夹子的应用可以有效控制 IPPB。对于扁平息肉切除后的出血，推荐内镜直视下应用夹子钳夹出血点。切除有蒂息肉而发生的出血多为息肉滋养血管破裂出血，可将夹子夹在息肉的基底部，以结扎滋养血管。钳夹止血后冲洗创面，明确是否止血有效。

延迟出血的发生通常与操作过程中的热损伤有关。据统计，对于小于 20mm 的扁平息肉，患者术后延迟出血的发生率为 1%。延迟出血可在术后数天，甚至 2 周左右发生。术中操作导致的热损伤往往引起局部组织的坏死，并可能扩散至血管丰富的黏膜下层。延迟出血与下列因素相关：息肉的大小（直径每增加 1mm，延迟出血风险增加 9% ～ 13%）、右半结肠病变、有蒂息肉、IPPB、接受华法林及抗血小板药物治疗的患者等。对于高危患者，息肉切除后进行预防性钳夹可能降低延迟出血的风险。但一项多中心随机对照研究显示，在 3365 例直径小于 20mm 的息肉切除中，预防性钳夹并未显著降低出血的发生率（1.1% *vs.* 0.87%）。

因此，对于延迟出血的患者，术后应常规监测生命体征、血红蛋白及纠正凝血功能障碍。应用上述措施后出血停止的患者可给予严密观察。对于再发出血或持续出血的患者，须及时再行结肠镜检查，如内镜下可见活动性出血应予以钳夹止血，必要时行血管栓塞或外科手术。

38. 内镜下切除后是否附加外科手术需权衡利弊

早期结肠癌可分为黏膜内癌（Tis）及黏膜下癌（T1）。目前认为黏膜内癌并不会发生区域淋巴结转移。然而对于黏膜下层癌，区域淋巴结转移发生率却在 6.8% ~ 17.8%。临床上诊断为 T1 期的结肠肿瘤，原则上应接受外科手术及区域淋巴结清扫，而内镜下切除仅推荐用于淋巴结转移低风险的结肠早癌患者。因此，在制订结肠早癌综合治疗方案之前，评估结肠肿瘤的淋巴结转移风险至关重要。

内镜下完整切除对于结肠早癌的治疗及诊断意义重大。内镜下切除治疗 T1 结肠癌具有垂直阳性切缘的可能，而完整切除的肿瘤，其水平及垂直切缘均应为阴性，这使得我们可以准确进行肿瘤的组织病理学诊断，从而制订后续的治疗及随访方案。根据报道，黏膜下层浸润深度＞ 1000μm、低分化肿瘤、印戒细胞肿瘤或黏液癌、高级别肿瘤出芽等均是结肠早癌淋巴结转移的危险因素。根据 2014 年 JSCCR 发布的结直肠癌临床指南，对于 T1 结肠癌内镜下切除后切缘阳性者，必须附加外科手术及区域淋巴结清扫。指南同时指出，具有以下特征的结肠肿瘤，内镜下切除后无须进行外科手术，包括：垂直切缘阴性、良好组织学表现（乳头状腺癌或管状腺癌）、黏膜下层浸润深度＜ 1000μm、无血管侵犯、肿瘤出芽 1 级（低级别）。根据我国 2015 年版结直肠癌诊疗规范，pT1、3 与 4 级分化（3 级即低分化腺癌；4 级即未分化癌，主要指肿瘤组织无腺管形成、黏液产生、神经内分泌、鳞状或肉瘤样分化），脉管侵犯，切缘阳性（肿瘤距切缘＜1mm 或电刀切缘可见癌细胞），具备上述因素者应附加外科手术扩大切除范围。由此可见，肿瘤分化程度、是否存在脉管侵犯及切缘是否阳性也是决定内镜下切除术后是否需行外科手术的主要因素。

目前针对早期结肠癌行内镜下切除术后是否需要外科行结肠切除术尚存在争议。大多数学者认为区域淋巴结是否发生转移为关键因素之一。E.I.Benizri 等对 64 例结肠镜下息肉切除后接受结肠切除术的患者的临床资料进行回顾性研究发现，对于 T1 期结肠癌患者，内镜下切除后病理报告显示存在脉管侵犯是区域淋巴结转移的独立预测因素。同时，结合内镜切除标本的病理报告，满足下列条件中至少 2 项的，作者认为应由外科再行结肠切除术：①肿瘤距离切缘≤1mm；②脉管侵犯；③低分化腺癌（WHOⅢ级）；④浸润深度为 SM2 或 SM3；⑤存在肿瘤出芽（即肿瘤侵袭边缘存在单一或小簇癌细胞）；⑥息肉呈广基样；⑦内镜下无法行整块切除而需分块切除。

在具体临床实践中，除了考虑到肿瘤潜在的淋巴结转移风险，我们还应根据患者年龄、治疗意愿、合并的基础疾病情况等多种因素综合考虑，权衡利弊，针对每个患者制订个体化治疗方案。

39. 外科根治性切除手术仍是结肠早癌重要的治疗方式

内镜下完整切除目前已经成为结肠早癌的主要治疗方式。但是，结肠早癌患者中仍有 8% ～ 13% 存在区域淋巴结转移，需附加行外科手术。最新发布的 NCCN 结肠癌临床实践指南明确指出，对于具有良好组织学特征的结肠早癌，内镜下切除后可予以严密观察，但对于具有不良组织学特征，或分块切除的结肠早癌，需在内镜下切除后行外科扩大切除手术（结肠切除＋区域淋巴结清扫术）。为了消除结直肠癌治疗策略的不一致性，日本结直肠癌协会发布的指南指出：pT1（SM）结肠癌区域淋巴结转移发生率约为 10%，且转移淋巴结可能涉及中间淋巴结（即沿结肠动脉分布的淋巴结），故而对于内镜下整块切除困难或深度黏膜下浸润的 T1 结肠癌，推荐行 D2 结肠癌根治术。我国结直肠癌诊疗规范中明确了早期结肠癌的手术治疗：① T1N0M0 结肠癌：建议局部切除。术前内镜超声检查属 T1 或局部切除术后病理提示 T1，如果切除完整且具有预后良好的组织学特征（如分化程度良好、无脉管浸润），则无论是广基还是带蒂，不推荐再行手术切除。如果具有预后不良的组织学特征，或者非完整切除，标本破碎切缘无法评价，推荐行结肠切除术加区域淋巴结清扫。② 直径＞ 2.5cm 的绒毛状腺瘤癌变率高，推荐行结肠切除术加区域淋巴结清扫。

外科手术方案同传统结肠癌外科治疗基本一致，包括术前患者病情评估（血液学检查、影像学检查等）。对于 pT1 结肠癌外科手术治疗原则，我们推荐参考国内结直肠癌诊疗规范，包括：①全面探查，由远及近。必须探查记录肝脏、胃肠道、子宫及附件、盆底腹膜，以及相关肠系膜和主要血管淋巴结和肿瘤邻近脏器的情况；②建议切除足够的肠管，清扫区域淋巴结，整块切除，建议常规清扫两站以上淋巴结；③推荐锐性分离技术；④推荐由远及近的手术清扫，建议先处理肿瘤滋养血管；⑤推荐遵循"不接触"手术原则；⑥推荐切除肿瘤后更换手套并冲洗腹腔。对于区域淋巴结的清扫范围，国内外指南中的意见基本一致，均建议清扫两站以上淋巴结。关于术中清扫的淋巴结数量，NCCN 指南认为需要至少 12 枚区域淋巴结才能进行准确的分期，这也是我们目前临床上一直沿用的标准。但是，上述指南中的关于淋巴结清扫数量的数据主要来自于 T3 及 T4 的肿瘤，对于 T1 结肠癌，国内外指南中均未明确提及。Maggard 等在研究 T1、T2 结肠癌淋巴结检出数量与生存预后的关系时发现，T1 结肠癌患者的淋巴结平均检出数量为 7 枚，远小于指南中建议的 12 枚，而经过统计分析发现检出淋巴结数量为 4～5 枚即可满足对 T1 结肠癌进行分期。目前我们临床上应用的仍然是国内外指南中普遍建议的 12 枚淋巴结检出数量，以指导患者的肿瘤分期及辅助治疗方案制定。因此，针对 pT1 结肠癌，其淋巴结检出数目究竟是多少合适，目前还有待大样本多中心的研究进一步证实。

近年来，腹腔镜手术在结直肠外科领域已成为首选治疗方式。多项临床试验已经证实腹腔镜手术治疗早期结直肠癌的安全性及有效性。COST 试验是第一个关于结肠癌的大型随机对照研究，对腹腔镜（n=435）与开腹手术（n=437）进行比较，通过术后 3 年的随访，发现患者总生存率及复发率无显著差异，但腹腔镜手术组患者的住院时间及术后镇痛时间显著少于开腹手术组。CLASICC 试验为英国组织的一项多中心临床研究，其中包括 794 例结肠癌病例，对比腹腔镜和开腹手术治疗结肠癌术后 3 年和 5 年的生存率、无瘤生存率、局部复发及生活质量等均无显著差异。随着腹腔镜技术在结直肠外科的普及，我们也推荐首选腹腔镜手术作为早期结肠癌的外科治疗方案。

虽然结肠早癌局部情况较好，肿瘤浸润程度较小，无肠道梗阻及周围组织水肿等情况，但结肠切除术仍然具有较多的术后并发症及一定的死亡率。因此，是否行外科切除手术不仅要根据肿瘤的具体情况，还要考虑患者的身体情况。目前认为，伴随多种基础疾病的高龄患者，其手术风险可能高于内镜切除后肿瘤复发及转移的风险。因此，对于一般状况较差的结肠早癌患者，我们认为这种情况下，内镜切除损伤及侵入性小，同时可以有效切除肿瘤，更适合这类患者的身体状况。

（金　岚　赵晓牧　徐伯栋　整理）

中国医学临床百家

参考文献

1. 李鹏，王拥军，陈光勇，等. 中国早期结直肠癌及癌前病变筛查与诊治共识. 中国医刊，2015（50）：15-30.

2. MOGHIMI-DEHKORDI B，SAFAEE A. An overview of colorectal cancer survival rates and prognosis in Asia.World J Gastrointest Oncol，2012，4（4）：71-75.

3. NUSKO G，HAHN E G，MANSMANN U.Characteristics of metachronous colorectal adenomas found during long-term follow-up: analysis of four subsequent generations of adenoma recurrence.Scand J Gastroenterol，2009，44（6）：736-744.

4. LAMBERT R，TANAKA S.Laterally spreading tumors in the colon and rectum. Eur J Gastroenterol Hepatol，2012，24（10）：1123-1134.

5. ENDOSCOPIC CLASSIFICATION REVIEW GROUP.Update on the paris classification of superficial neoplastic lesions in the digestive tract.Endoscopy，2005，37（6）：570-578.

6. BIANCO M A，CIPOLLETTA L，ROTONDANO G，et al. Prevalence of nonpolypoid colorectal neoplasia: an Italian multicenter observational study.Endoscopy，2010，42（4）：279-285.

7. KUDO S E，LAMBERT R，ALLEN J I，et al. Nonpolypoid neoplastic lesions of the colorectal mucosa.Gastrointest Endosc，2008，68（4 Suppl）：S3-S47.

8. LAMBERT R，KUDO S E，VIETH M，et al. Pragmatic classification of superficial neoplastic colorectal lesions.Gastrointest Endosc，2009，70（6）：1182-1199.

9. KUDO S，KASHIDA H，NAKAJIMA T，et al.Endoscopic diagnosis and

treatment of early colorectal cancer.World J Surg，1997，21（7）：694-701.

10. OKA S，TANAKA S，KANAO H，et al. Therapeutic strategy for colorectal laterally spreading tumor.Dig Endosc，2009，21 （Suppl 1）：S43-S46.

11. URAOKA T，SAITO Y，MATSUDA T，et al.Endoscopic indications for endoscopic mucosal resection of laterally spreading tumours in the colorectum.Gut，2006，55（11）：1592-1597.

12. HAGGITT R C，GLOTZBACH R E，SOFFER E E，et al. Prognostic factors in colorectal carcinomas arising in adenomas: implications for lesions removed by endoscopic polypectomy.Gastroenterology，1985，89（2）：328-336.

13. NIVATVONGS S.Surgical management of early colorectal cancer.World J Surg，2000，24（9）：1052-1055.

14. KUDO S. Endoscopic mucosal resection of flat and depressed types of early colorectal cancer.Endoscopy，1993，25（7）：455-461.

15. NATIONAL COMPREHENSIVE CANCER NETWORK（NCCN）.Clinical Practice Guidelines in Oncology. Colon Cancer，Version 1. 2017. https://www.nccn.org/ professionals/physician_gls/f_guidelines.asp.

16. CAHILL R A，ASAKUMA M，PERRETTA S，et al. Sentinel node biopsy by NOTES in support of endoscopic submucosal dissection（ESD）for the colon and stomach（with video）. Gastrointest Endosc. Epub ahead of print.

17. WATANABE T，ITABASHI M，SHIMADA Y，et al. Japanese Society for Cancer of the Colon and Rectum（JSCCR）Guidelines 2014 for treatment of colorectal cancer.Int J Clin Oncol，2015，20（2）：207-239.

18. NIWA H. Improvement of fibrogastroscope for biopsy and application of color television and high frequent currents for endoscopic biopsy. Gastroenterol Endosc, 1968, 10: 31.

19. DEHLE P, LARGIADER F, JENNY S, et al. A method for endoscopic Lectroresection of sessile colonic polyps. Endoscopy, 1973, 5: 38-40.

20. GOTODA T, KONDO H, ONO H, et al. A new endoscopic mucosal resection (EMR) procedure using an insulationtipped diathermic (IT) knife for rectal flat lesions. Gastrointest Endosc, 1999, 50: 560-563.

21. SIDDIQUI A A, FAYIGA Y, HUERTA S.The role of endoscopic ultrasound in the evaluation of rectal cancer.Int Semin Surg Oncol, 2006, 3: 36.

22. SAITO Y, SAKAMOTO T, NAKAJIMA T, et al. Colorectal ESD: current indications and latest technical advances.Gastrointest Endosc Clin N Am, 2014, 24 (2): 245-255.

23. DEPREZ P H, BERGMAN J J, MEISNER S, et al. Current practice with endoscopic submucosal dissection in Europe: position statement from a panel of experts. Endoscopy, 2010, 42 (10): 853-858.

24. SAITO Y, KAWANO H, TAKEUCHI Y, et al. Current status of colorectal endoscopic submucosal dissection in Japan and other Asian countries: progressing towards technical standardization. Dig Endosc, 2012, 24 (Suppl 1): 67-72.

25. NAKAZATO T, TSUKAGOSHI H, TAKAMARU H, et al. Long Prognosis of Cases of Colorectal sm Invasive Carcinoma Treated Solely with Endoscopic Therapy. Stomach and Intestine, 2004, 39: 1714-1718.

26. OKA S, TANAKA S, KANAO H, et al. Mid-term prognosis after endoscopic resection for submucosal colorectal carcinoma: summary of a multicenter questionnaire survey conducted by the colorectal endoscopic resection standardization implementation working group in Japanese Society of the Colon and Rectum. Dig. Endosc, 2011, 23: 190-194.

27. YOSHII S, NOJIMA M, NOSHO K, et al. Factors associated with risk for colorectal cancer recurrence after endoscopic resection of T1 tumors. Clin. Gastroenterol. Hepatol, 2014, 12: 292-302.

28. YODA Y, IKEMATSU H, MATSUDA T, et al. A large-scale multicenter study of long-term outcomes after endoscopic resection for submucosal invasive colorectal cancer. Endoscopy, 2013, 45: 718-724.

29. SAITOH Y, OKA S, TANAKA S, et al. Questionnaire survey about the metastasis and the recurrences after endoscopic resection for T1 (SM) carcinomas – results from JSCCR project research. Stomach and Intestine, 2015, 50: 450-458.

30. LIEBERMAN D A, REX D K, WINAWER S J, et al.Guidelines for colonoscopy surveillance after screening and polypectomy: a consensus update by the US Multi-Society Task Force on Colorectal Cancer.Gastroenterology, 2012, 143 (3): 844-857.

31. ATKIN W S, SAUNDERS B P, BRITISH SOCIETY FOR GASTROENTEROLOGY, et al.Surveillance guidelines after removal of colorectal adenomatous polyps.Gut, 2002, 51 (Suppl 5): V6-V9.

32. BELDERBOS T D, LEENDERS M, MOONS L M, et al. Local recurrence

after endoscopic mucosal resection of nonpedunculated colorectal lesions: systematic review and meta-analysis.Endoscopy, 2014, 46 (5): 388-402.

33. KNABE M, POHL J, GERGES C, et al.Standardized long-term follow-up after endoscopic resection of large, nonpedunculated colorectal lesions: a prospective two-center study.Am J Gastroenterol, 2014, 109 (2): 183-189.

34. REPICI A, HASSAN C, DE PAULA PESSOA D, et al. Efficacy and safety of endoscopic submucosal dissection for colorectal neoplasia: a systematic review. Endoscopy, 2012, 44 (2): 137-150.

35. CAO Y, LIAO C, TAN A, et al. Meta-analysis of endoscopic submucosal dissection versus endoscopic mucosal resection for tumors of the gastrointestinal tract. Endoscopy, 2009, 41 (9): 751-757.

36. BURGESS N G, BASSAN M S, MCLEOD D, et al.Deep mural injury and perforation after colonic endoscopic mucosal resection: a new classification and analysis of risk factors.Gut, 2017, 66 (10): 1779-1789.

37. SPYCHALSKI M, DZIKI A. Safe and efficient colorectal endoscopic submucosal dissection in European settings: is successful implementation of the procedure possible?Dig Endosc, 2015, 27 (3): 368-373.

38. NAKAJIMA T, SAITO Y, TANAKA S, et al.Current status of endoscopic resection strategy for large, early colorectal neoplasia in Japan.Surg Endosc, 2013, 27 (9): 3262-3270.

39. SAWHNEY M S, SALFITI N, NELSON D B, et al.Risk factors for severe delayed postpolypectomy bleeding.Endoscopy, 2008, 40 (2): 115-119.

40. HYUN S KIM，TAE I KIM，WON H KIM,et al.Risk Factors for Immediate Postpolypectomy Bleeding of the Colon: A Multicenter Study.Am J Gastroenterol，2006，101(6):1333-1341.

41. REPICI A，HASSAN C，VITETTA E，et al.Safety of cold polypectomy for ＜ 10mm polyps at colonoscopy: a prospective multicenter study.Endoscopy，2012，44（1）：27-31.

42. CONSOLO P，LUIGIANO C，STRANGIO G，et al. Efficacy，risk factors and complications of endoscopic polypectomy: ten year experience at a single center. World J Gastroenterol，2008，14（15）：2364-2369.

43. BINMOELLER K F，THONKE F，SOEHENDRA N. Endoscopic hemoclip treatment for gastrointestinal bleeding.Endoscopy，1993，25（2）：167-170.

44. PARRA-BLANCO A，KAMINAGA N，KOJIMA T，et al. Hemoclipping for postpolypectomy and postbiopsy colonic bleeding.Gastrointest Endosc，2000，51（1）：37-41.

45. MATSUMOTO M，KATO M，OBA K，et al.Multicenter randomized controlled study to assess the effect of prophylactic clipping on post-polypectomy delayed bleeding.Dig Endosc，2016，28（5）：570-576.

46. ZHANG Q，AN S L，CHEN Z Y，et al. Assessment of risk factors for delayed colonic post-polypectomy hemorrhage: a study of 15553 polypectomies from 2005 to 2013.PLoS One，2014，9（10）：e108290.

47. BUDDINGH K T，HERNGREEN T，HARINGSMA J，et al. Location in the right hemi-colon is an independent risk factor for delayed post-polypectomy hemorrhage:

中国医学临床百家

a multi-center case-control study.Am J Gastroenterol, 2011, 106 (6): 1119-1124.

48. SINGH M, MEHTA N, MURTHY U K, et al.Postpolypectomy bleeding in patients undergoing colonoscopy on uninterrupted clopidogrel therapy.Gastrointest Endosc, 2010, 71 (6): 998-1005.

49. COVERLIZZA S, RISIO M, FERRARI A, et al.Colorectal adenomas containing invasive carcinoma. Pathologic assessment of lymph node metastatic potential. Cancer, 1989, 64 (9): 1937-1947.

50. KODAIRA S, YAO T, NAKAMURA K, et al. Actual conditions of colorectal submucosal carcinomas with metastasis according to detail classification of submucosal invasion degree - Report of a questionnaire survey. Stomach and Intestine, 1994, 29: 1137-1142.

51. SUH J H, HAN K S, KIM B C, et al.Predictors for lymph node metastasis in T1 colorectal cancer.Endoscopy, 2012, 44 (6): 590-595.

52. NAKADOI K, TANAKA S, KANAO H, et al. Management of T1 colorectal carcinoma with special reference to criteria for curative endoscopic resection.J Gastroenterol Hepatol, 2012, 27 (6): 1057-1062.

53. BENIZRI E I, BEREDER J M, RAHILI A, et al. Additional colectomy after colonoscopic polypectomy for T1 colon cancer: a fine balance between oncologic benefit and operative risk.J Colorectal Dis, 2012, 27 (11): 1473-1478.

54. NASCIMBENI R, BURGART L J, NIVATVONGS S, et al. Risk of lymph node metastasis in T1 carcinoma of the colon and rectum.Dis Colon Rectum, 2002, 45 (2): 200-206.

55. MAGGARD M A, YERMILOV I, TOMLINSON J S, et al.Are 12 nodes needed to accurately stage T1 and T2 colon cancers?Dig Dis Sci, 2009, 54 (3): 640-647.

56. CLINICAL OUTCOMES OF SURGICAL THERAPY STUDY GROUP, NELSON H, SARGENT D J, et al. A comparison of laparoscopically assisted and open colectomy for colon cancer.N Engl J Med, 2004, 350 (20): 2050-2059.

57. JAYNE D G, GUILLOU P J, THORPE H, et al.Randomized trial of laparoscopic-assisted resection of colorectal carcinoma: 3-year results of the UK MRC CLASICC Trial Group. Clin Oncol, 2007, 25 (21): 3061-3068.

58. JAYNE D G, THORPE H C, COPELAND J, et al. Five-year follow-up of the Medical Research Council CLASICC trial of laparoscopically assisted versus open surgery for colorectal cancer.Br J Surg, 2010, 97 (11): 1638-1645.

乙状结肠癌规范化手术

　　长期以来，由于乙状结肠简单的解剖结构及乙状结肠癌较短的手术学习曲线，使得乙状结肠癌切除手术在我国各级医院均可进行，然而大量不规范乙状结肠癌手术的开展，给乙状结肠癌治疗带来了众多问题，如严重的术后并发症、较高的复发转移率等。不规范乙状结肠癌手术直接影响了患者的预后，因此，如何规范化乙状结肠癌切除术成为乙状结肠癌治疗的关键，本文主要就乙状结肠癌如何规范化手术做一简单地总结梳理。

　　乙状结肠位于盆腔，呈"乙"字形弯曲，在约平左髂嵴水平与降结肠相移行，在第三髂嵴水平延为直肠。包括乙状结肠在内的左半结肠的动脉供应主要来自肠系膜下动脉。肠系膜下动脉于十二指肠横部下缘自腹主动脉发出，再分出左结肠动脉和乙状结肠动脉两支主干血管，乙状结肠动脉行于乙状结肠系膜内，每支又分为升支和降支，彼此呈弓状吻合，最上一支乙状结肠动脉的升支与左结肠动脉的降支吻合，最下一支乙状结肠动脉的降支与结肠上动脉的分支吻合。结肠的淋巴与结肠的动脉并行，其基本构成与动脉相同。乙状结肠癌根治术的要点是乙状结肠系膜的游离和肠系膜下动脉根部淋巴结的清扫。

传统的乙状结肠癌根治术操作要求两端切缘距肿瘤 10cm 以上，并进行区域淋巴结清扫，包括肠周淋巴结、中间淋巴结及血管根部淋巴结。然而传统的结肠癌根治术并未充分暴露肠系膜血管的外科干，也没有在相应的动静脉根部结扎并切断血管，同时也未清扫 N3 淋巴结，最终导致肿瘤复发。2009 年德国的 Hohenberger 等将全直肠系膜切除的原则应用于结肠癌，首次提出了全结肠系膜切除的概念。CME 的提出规范和明确了结肠癌根治术所要遵循的根治性切除原则：直视下锐性分离、保持脏层系膜的完整性、于确切的根部高位结扎营养血管。CME 的主要内容：锐性分离结肠背侧的脏层与壁层腹膜，保持完整的结肠系膜；清扫区域和中央淋巴结，强调在根部结扎肿瘤肠段所属的结肠动脉。其手术操作的要点主要包括：①寻找并进入正确的解剖间隙，即 Toldt 间隙；②解剖肠系膜下动脉，距其根部 1 ~ 1.5 cm 剥离外膜，清扫根部淋巴结，距根部 1.5 cm 处离断肠系膜下动脉，同时注意避免损伤肠系膜下神经丛和上腹下丛。若为降乙交界处肿瘤，术中可选择性保留直肠上动脉，若为直乙交界处肿瘤，术中则可选择性保留左结肠动脉，于十二指肠下缘水平离断肠系膜下静脉。③手术过程中要保持腹后壁层筋膜的完整性，避免损伤输尿管、生殖血管。同传统的结肠根治术相比，CME 的高位营养血管结扎，使得淋巴结清扫更为彻底，对肿瘤的准确分期与预后判断更为有利；CME 术中的解剖层次更清晰，不易损伤肠系膜下动静脉，可减少术中出血；CME 手术在结肠后区的脏层、壁层腹膜之间的间隙内进行，可有效保护输尿管和自主神经。CME 规范了结肠癌手术，在不增加并发症的前提下达到了更好的根治效果，是潜在的乙状结肠癌手术质量控制标准。

但是目前临床对于乙状结肠癌中肠系膜下动脉结扎的位置选择存在较大争议。有学者认为，肠系膜下动脉高位结扎能够清扫更大范围的淋巴结，对肿瘤的准确分期与预后判断更为有利。同时，肠系膜下动脉高位结扎还能有效降低吻合口的张力，提高手术治疗效果。但也有学者认为，肠系膜下动脉高位结扎会造成不同程度的吻合口血流灌注下降，截断肠系膜下动脉后，降结肠、乙状结肠及直肠中上段的血供主要靠肠系膜上动脉血管供血，肠管断端的血供受影响大，如果患者合并动脉粥样硬化等疾病，必然加重吻合口的供血不足，吻合口漏的发生风险就增加了，因此，在低位结扎肠系膜下动脉、保留左结肠动脉或直肠上动脉可有效保证吻合口血供，降低吻合口漏的发生风险。2018 年一项涉及 5917 名患者的 Meta 分析结果表明，乙状结肠癌手术中，采取高位结扎切断肠系膜下动脉的患者术后吻合口漏的发生率显著高于采取低位结扎肠系膜下动脉的患者，同时高位结扎肠系膜下动脉的患者的总体并发症发生率也显著增加，但是二者的 5 年生存率并无显著差异。同时还有学者认为，乙状结肠癌淋巴结转移至肠系膜根部的概率低，即使实施了高位结扎，也不能明显改善患者的生存时间，而且肠系膜下动脉的高位结扎操作相对复杂，容易损伤腹下自主神经，导致尿潴留、性功能障碍等并发症，因此，更倾向于肠系膜下动脉低位结扎。最新的一项回顾性研究结果显示，低位结扎肠系膜下动脉并保留左结肠动脉的乙状结肠癌手术在手术安全性、术后并发症发生率、神经损伤等方面与高位结扎肠系膜下动脉差异无统计学意义，同时在确保完全清扫了肠系膜下动脉周围区域淋巴结的情况下，保留的左结肠动脉，为吻合口提供了良好血运，减少了吻合口漏的发生，提示低位结扎肠系膜上动脉是安全、可行的。

根据目前乙状结肠癌手术的进展来看，CME 的提出，规范和明确了结肠癌根治术所要遵循的根治性切除原则，并逐渐得到了国际专业组织的广泛认可，是潜在的乙状结肠癌手术质量控制标准，有利于未来乙状结肠癌手术的规范化推广。至于乙状结肠癌中关于肠系膜下动脉的高、低位结扎问题，尚缺少高质量的RCT 研究进行验证，依旧存在争议。

（赵晓牧　李　俊　整理）

参考文献

1. ZENG J，SU G. High ligation of the inferior mesenteric artery during sigmoid colon and rectal cancer surgery increases the risk of anastomotic leakage: a meta-analysis.

World J Surg Oncol，2018，16（1）：157.

2. CROCETTI D，CAVALLARO G，TARALLO M R，et al. Preservation of left colic artery with lymph node dissection of IMA root during laparoscopic surgery for rectosigmoid cancer. Results of a retrospective analysis.Clin Ter，2019，170（2）：e124-e128.

术前肠道支架在结肠癌治疗中的应用

恶性结肠梗阻是晚期结肠癌常见的临床症状之一，发生率为 8% ～ 29%。梗阻性结肠癌多为机械性梗阻，梗阻近端肠管蠕动增强，以克服肠道阻力。肠腔内因气体和液体蓄积而膨胀。由于回盲瓣的作用及结肠的伸展性较差，结肠癌导致的急性肠梗阻常引起肠腔内压力急剧升高，形成结肠闭襻。同时，静脉回流受阻，肠壁充血水肿，最终导致结肠动脉血运障碍，从而产生缺血性变化，易发生结肠溃疡、穿孔。恶性结肠梗阻的传统治疗方法首选外科急诊手术，根据肿瘤梗阻部位的不同，右半结肠癌可行 I 期右半结肠切除 + 回结肠吻合术；左半结肠癌则可能需行 I 期肿瘤切除 + 肠造口术，II 期再行造口还纳，甚至一部分患者需行永久肠造口术。不仅如此，由于无法行术前肠道准备，以及梗阻导致的低蛋白血症、电解质紊乱、局部或全身感染等危险因素，患者急诊手术后往往面临较高的死亡率（15% ～ 34%）及并发症发生率（32% ～ 64%）。

自从 Dohmoto 等于 1991 年首次将支架应用于直肠恶性梗

中国医学临床百家

阻治疗以来，肠道支架用于治疗结肠梗阻已有 20 余年的历史。
Tejero E 等在恶性结肠梗阻治疗中将结肠支架作为外科手术前的
过渡治疗（bridge-to-surgery，BTS）（图 4），降低了肠造口率，
减少了患者住院时间，使得结肠支架的应用性大为提升。

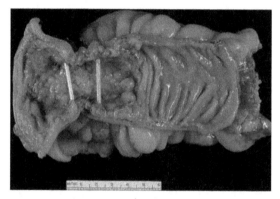

图 4　结肠支架作为外科手术桥梁（BTS）（彩图见彩插 4）
（资料来源：BARON T H，WONG KEE SONG L M，REPICI A. Role of self-expandable stents for
patients with colon cancer. Gastrointest Endosc，2012，75：653-662.）

肠道支架按照材料可分为金属支架和生物可降解支架。
目前临床上应用最为普遍的是自膨式金属支架（self-expanding
metallic stent，SEMS）（图 5），其中钛镍记忆合金支架具有形状
记忆特点，在不同温度条件下表现为不同的结构方式，低温时较
软，易变形，便于在肠道内放置。而在人体温度时支架合金恢复
记忆形状，硬度变高且有弹性，既能较好地支撑肠腔，同时可以
随肠道蠕动而变形。生物可降解支架材料（图 6）常为多乳酸化
合物，具有更好的生物相容性，对肠道刺激性小。

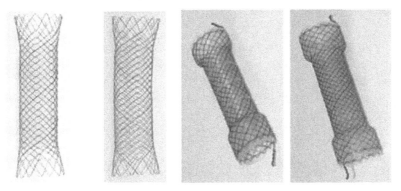

图5　金属支架

（资料来源：BARON T H，WONG KEE SONG L M，REPICI A. Role of self-expandable stents for patients with colon cancer. Gastrointest Endosc，2012，75：653-662.）

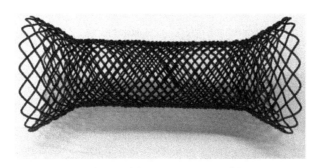

图6　生物可降解支架（彩图见彩插5）

（资料来源：BARON T H，WONG KEE SONG L M，REPICI A. Role of self-expandable stents for patients with colon cancer. Gastrointest Endosc，2012，75：653-662.）

　　结肠支架按照表面是否存在被覆膜，可分为覆膜支架和不覆膜支架。不覆膜支架常用于外科手术前的过渡治疗，置入后不易移位，但随着肿瘤进展，可引起肠腔发生再狭窄。覆膜支架由于表面材料覆盖了支架网眼，可防止肿瘤向肠腔内生长，但置入后易发生移位，稳定性较差，多用于已经发生瘘的结肠癌患者。

Park S 等对 151 例结直肠癌伴梗阻患者的随机前瞻性研究发现，上述两种支架的临床缓解率、置入成功率均无明显差异，但覆膜支架组肠腔再狭窄发生率较低（3.8% *vs.* 14.5%），但较易发生支架移位（21.1% *vs.* 1.8%）。

40. 严格把握结肠支架置入的临床适应证

目前结肠支架治疗恶性肠梗阻主要用于以下情况。

（1）急性结肠恶性梗阻外科手术前的减压过渡治疗

外科手术前行结肠 SEMS 置入有以下几点优势：①对于左半结肠癌伴梗阻者，SEMS 置入后外科可行 I 期手术，避免肠造口；②缓解结肠梗阻，使急诊手术转为充分肠道准备后的择期手术；③利于外科手术前充分评估、纠正基础伴随疾病，降低术后相关风险；④利于纠正水电解质紊乱，改善全身营养状况，提高手术耐受力；⑤缓解肠道梗阻后，可行术前肠镜或 CT 检查，完善术前评估，有利于发现结肠同时性多原发病灶；⑥利于外科行腹腔镜下切除术。虽然右半结肠癌合并梗阻时行急诊手术对其 I 期吻合率并无明显影响，但结肠 SEMS 置入仍然可以使患者做好充分术前准备，降低术后并发症发生率。Zhang 等进行的一项 Meta 分析纳入 8 个研究共 601 例患者，其中包括 232 例接受支架置入和 369 例接受急诊手术的患者，对比结果显示支架置入作为术前过渡治疗，可以有效降低急诊手术造瘘的发生率，提高 I 期吻合率。而术后死亡率及 3 年存活率并无明显差异。由此可见，结肠支架置入不仅可以有效减轻梗阻肠腔的压力，还可以改善患者全身状况，纠正水电解质紊乱，使急诊手术转为择期手术，允许患者进行充分术前准备，显著提高 I 期肿瘤根治的切除率，降低术后死亡率及并发症的发生率。

（2）对于已经失去手术机会或合并严重心肺功能障碍无法耐受外科手术的晚期结肠癌合并梗阻患者，支架置入可作为姑息性治疗方法

晚期结直肠癌合并梗阻患者以老年人多见，基础疾病较多，晚期肿瘤消耗及肠梗阻导致的水电解质紊乱、脏器功能衰竭，使多数患者无法行外科根治手术。传统处理方法于梗阻近端造瘘，解除结肠梗阻。结肠造瘘不仅对患者心理造成影响，同时造瘘口护理等也使得患者生活质量较低。相比而言，结肠支架通过人体自然通道置入，创伤小且避免行结肠造口术，提高患者生活质量。梅奥医学中心在 168 例 SEMS 姑息性置入术中成功率为96%，平均肠道通畅期（median duration of patency）为 145 天。另一项多中心回顾性研究分析了 201 例行结肠 SEMS 置入患者，成功率为 91.5%，临床缓解率达 89.7%，其中 75% 的患者可以避免行肠造口术。

目前关于对比 SEMS 置入与姑息性外科手术治疗恶性结肠梗阻的研究较少。一项回顾性研究纳入 55 例晚期左半结肠癌合并梗阻患者，29 例行 SEMS 置入，26 例行姑息性手术解除梗阻。SEMS 组与手术组患者的生存期无明显差异（14 个月 *vs.* 11 个

月），但 SEMS 组的平均住院时间显著少于姑息性手术组（4 d vs. 13.5 d），手术组术后并发症发生率明显高于 SEMS 组（包括肺炎、切口感染等）。SEMS 组中有 3 例在术后第 3、第 6、第 7 个月时因肿瘤生长而发生二次梗阻。

需要注意的是，2014 年由欧洲胃肠内镜协会（European Society of Gastrointestinal Endoscopy，ESGE）发布的指南中明确提出，不推荐进行预防性结肠支架置入，认为必须是在临床症状及影像学检查已经证实恶性结肠梗阻，同时排除穿孔的情况下才推荐置入结肠支架。

41. 结肠支架置入可显著降低恶性结肠梗阻患者的肠造口率

由于解剖部位不同，右半结肠癌梗阻发生率明显小于左半结肠癌。Sankararajah 等针对结直肠癌梗阻部位的研究表明，37% 发生在直乙交界处，21% 在乙状结肠，16% 为结肠脾曲，16% 为降结肠，直肠与升结肠均为 5%。可以看出，结肠癌合并梗阻好发于左半结肠，这也是目前结肠支架在治疗左半结肠癌伴梗阻中应用最为普遍的原因之一。而右半结肠癌梗阻支架置入治疗尚未被推广应用，主要因为右半结肠癌伴梗阻支架置入存在一定的技术难度，包括以下几点：①放置困难：右半结肠癌伴梗阻较为完全，肠腔被瘤体完全堵塞，导丝通过困难；②右半结肠癌伴梗阻置入支架需要通过结肠脾曲及肝曲，如支架推送器较粗，输送及释放过程均有一定难度；③术后支架移位、穿孔；④术后支架阻塞，肠腔再狭窄。

随着 SEMS 在治疗恶性结肠梗阻中的普及和推广，国内外学者越来越关注 SEMS 置入与传统外科急诊手术的疗效比较。结肠 SEMS 置入一个重要的适应证就是作为减压过渡治疗手段，使本应接受急诊手术的患者转为行择期手术。理论上，SEMS 置入后进行有效地肠道减压，可解除梗阻，消除或减轻肠壁水肿。同时减压后患者可恢复饮食，显著改善外科手术前的全身营养状况，提高手术耐受力。此外，由急诊手术转为择期手术，患者肠造口率显著下降，尤其是左半结肠癌合并梗阻，提升了患者术后生活质量。SEMS 置入治疗中有两个概念非常重要：技术成功率（technical success）和临床成功率（clinical success）。技术成功率是指在 SEMS 置入操作过程中，能够成功将置入梗阻段的支架展开，有效缓解急性结肠梗阻的效率；临床成功率则是指 SEMS 置入后择期手术为 I 期吻合的效率，即 SEMS 置入避免行肠造口术的能力。回顾性分析笔者所在中心 2012—2018 年收治的恶性结肠癌梗阻行 SEMS 置入的患者共 200 例次，其中左半结肠组和右半结肠组的技术成功率分别为 100%（172/172）、92.9%（26/28），差异具有统计学意义（$P= 0.019$）。临床成功率分别为 93.5%（129/138）、83.3%（20/24），差异无统计学意义（$P= 0.091$）。此外，Park I.J. 等对比了 SEMS 置入后行腹腔镜手术和急诊术中肠道灌洗＋I 期吻合术的临床疗效，25 例 SEMS 置入的患者均在手术中行 I 期吻合。同时，SEMS 置入组患者的手术时间更短，术后并发症更少（5.9% *vs.* 31.4%），术后饮食恢复及术后住院时间均明显优于急诊手术组。Van Hooft J.E. 等开展的一项多中心随机对照试验，纳入 98 例急性结肠癌合并梗阻患者，随机分为 SEMS 置入组与急诊手术组，SEMS 置入后 5 ～ 14 天行择期手术，对比两组患者的临床资料，发现两组之间在术后死亡率、并发症发生率等方面均无明显差异，但 SEMS 置入组显著降低了患者早期肠造口率（24/47 *vs.* 38/51，*P*=0.016）。

42. 结肠 SEMS 置入对梗阻性结肠癌患者生存预后的影响尚存争议

目前结肠支架置入已经被广泛应用于治疗恶性结肠梗阻，尤其是作为外科择期手术前的过渡治疗。结肠 SEMS 置入相比于急诊手术，具有较低的死亡率、术后并发症及肠造口率。同时，SEMS 置入对结肠癌患者预后生存影响空间究竟如何，也是近年来讨论争议的热点之一。K. Maruthachalam 等的研究纳入了 20 例结肠支架置入的结肠癌患者，收集患者支架置入前后的外周血样品，分析后发现，有 8 例患者置入 SEMS 后外周血中的 CK20 mRNA 水平较置入前显著升高（*P*=0.007）。同时，对于 CEA 表达阳性的患者，SEMS 置入后外周血 CEA 水平较前也有一定程度的升高。笔者认为这与结肠支架置入过程中的导丝插入、扩张及支架的展开有关，因为这些操作都可能挤压瘤体，造成潜在的转移风险。Sloothaak 等开展的一项随机对照研究发现，26 例应用 SEMS 的患者，其肿瘤总体复发率（13/26）较急诊手术患者（9/32）显著上升。作者将 SEMS 置入患者分为穿孔组（*n*=6）与非穿孔组（*n*=20），发现穿孔组患者中有 5 例肿瘤复发，显著高于非穿孔组（8/20）。同时，结肠癌外科手术切除标本中发现 SEMS 置入后结肠肿瘤及肿瘤周围更容易发生坏死和溃疡，加之置入操作过程中对肿瘤的挤压效应，使国内外学者认为结肠支架置入可能具有潜在的促进肿瘤转移的风险。也有学者认为结肠支架置入并不影响肿瘤的转移复发。Kavanagh D.O. 等报告了 SEMS 组与手术组患者的肿瘤复发率没有显著区别（4/23 *vs.* 6/26）。但目前关于 SEMS 置入对结肠癌患者预后生存的研究仍较少，有待更多大样本多中心的研究进一步证实。一项 Meta 分析结果显示，在低风险手术患者中 SEMS 置入所带来的获益甚至低于相关并发症的风险。笔者认为低风险手术患者中，急诊手术是更为合适的治疗选择。因此，考虑到 SEMS 对肿瘤的潜在影响，ESGE 指南中明确指出，对于左半结肠癌合并梗阻的患者，不推荐将结肠 SEMS 置入作为外科手术前的标准治疗方案，而仅对于术后死亡风险较高的患者，如 ASA Ⅲ级以上和（或）年龄大于 70 岁者，SEMS 置入可以作为外科急诊手术的替代治疗选择。

结合上述指南，我们不难发现，对于恶性结肠梗阻患者，术前风险评估是很重要的，尤其是高龄、合并心肺基础疾病的患者，外科急诊手术后死亡风险较高，可考虑行 SEMS 置入解除结肠梗阻。而对于全身状况较好的急性梗阻患者，并不推荐首选 SEMS 置入，而是应该在综合评估患者手术风险的基础上进行决策。

43. 结肠支架置入后外科择期手术时机该如何选择

对于应在 SEMS 置入后多久行择期手术，目前国内外仍没有达成共识。通常情况下，在梗阻近端扩张肠管的血运恢复及肠道内容物的清除之后，SEMS 会逐渐膨胀以充分展开。理论上，为了降低术中穿孔及术后并发症（如吻合口漏、腹腔脓肿及切口感染等）发生率，多数择期手术时机会选择在 SEMS 置入至少 1 周之后。根据 2014 年由 ESGE 发布的临床指南，对于可切除的左半结肠癌伴梗阻的患者，结肠支架置入与择期手术间隔 5～10 天较为合适。理论上，较长的时间间隔（大于 1 周）可以使梗阻肠道恢复得更好，同时可以最大程度上改善梗阻患者术前营养状况，但这也可能会增加支架相关并发症的风险。同时，支架置入可能促进肿瘤局部浸润及纤维化，从而增加外科手术难度，影响手术效果。一项回顾性研究表明，SEMS 置入术后 1～9 天内行外科手术切除，术后吻合口漏发生率约为 20%（3/15），显著高于 10 天或更长间隔的患者。通过文献检索，综合考虑患者一般状况、支架相关并发症的风险及肿瘤远期结局的影响，大部分学者认为临床实践中 SEMS 置入与择期手术平均间隔为 10 天左右较为合适。Parodi A 等对 88 例左半结肠癌梗阻行结肠支架置入患者进行研究，其支架置入后至外科择期手术的平均过渡时间为 19（10 ～ 38）d，所有患者均为 I 期吻合。Shuji Saito 等开展的关于 BTS 的 1 项前瞻性多中心研究数据显示，297 例 SEMS置入后行择期手术的患者，其平均间隔天数为 16 天。笔者认为SEMS 置入与手术的间隔天数较长并不会增加支架相关并发症的发生率，也不会增加吻合口漏及中转开腹的发生率。

影响择期手术时机选择的因素较多，我们在临床上除了关注结肠癌梗阻的缓解情况，更要积极改善患者全身状况，综合评估手术及麻醉相关风险，结合患者具体情况制定最为合适的手术方案。

44. 我国急需关于结肠支架置入治疗恶性肠梗阻的临床指南

2014 年，欧洲胃肠内镜协会权威发布了关于 SEMS 治疗梗阻性结肠癌的临床指南。ESGE 为此专门成立了起草指南的协作小组，并且有针对性地提出了与 SEMS 临床应用密切相关的许多问题，包括：患者相关问题（术前患者一般状况、术后患者监测等），支架置入的技术问题（支架长度与直径、支架是否覆膜等），支架置入的适应证（外科手术前减压过渡治疗、姑息减压治疗），支架置入对肿瘤结局的影响（肿瘤局部复发转移、是否与穿孔有关、是否与化疗有关等），支架置入相关并发症（穿孔、支架梗阻、移位等）。指南中对于每个问题的阐释都是基于大量的临床研究或 Meta 分析的结果。ESGE 指南目前在国外临床上应用最为广泛，近年来许多关于 SEMS 临床研究的实施也都不同程度地参考 ESGE 指南。虽然 SEMS 在临床上应用已较为普及，但由于恶性结肠梗阻病情复杂多变，各个医院及中心内镜诊治水平不一，在临床上并不能完全参照指南实施。即便如此，ESGE 指南的提出在 SEMS 临床应用中也具有重要的指导意义。

国内临床上开展结肠支架置入治疗较晚，上海同仁医院茅爱武等于 1999 年报道了在临床上应用支架置入治疗 4 例恶性结肠梗阻的经验。自此以后，支架治疗晚期结肠癌合并梗阻在临床上逐渐推广。经历十几年的不断发展，国内应用 SEMS 治疗恶性结肠梗阻的经验越来越丰富。但遗憾的是，目前国内尚无结肠 SEMS 应用方面的临床指南，分析原因可能包括：①我国结肠癌及恶性结肠梗阻的发病率与欧美不同；②国内目前仍缺乏结肠 SEMS 置入治疗恶性结肠梗阻的大型多中心临床研究。随着技术的不断推广及临床治疗经验的不断丰富，基于我们自己的临床研究数据，结肠 SEMS 相关国内临床指南的制定必将指日可待。

45. 推荐由经验丰富的内镜医生操作结肠支架置入

完善的术前辅助检查对于结肠 SEMS 顺利置入至关重要，主要包括：血常规、凝血功能、肝肾功能及电解质等检查，腹部 CT 或腹部立位平片。ESGE 在 2014 版指南中提出，对于临床上怀疑为恶性结肠梗阻的患者，均应行增强 CT 检查。增强 CT 检查对于肠梗阻的诊断价值很大（敏感性96%，特异性93%），并且可以评估绝大多数患者的梗阻程度，明确结肠肿瘤局部及远处情况。同时，当增强CT检查无法明确梗阻病因时，可应用肠镜进一步明确结肠病变。

此外，结肠支架置入前不需要预防性应用抗生素，因为恶性结肠梗阻行支架置入术后相关感染及菌血症的发生率很低。一项前瞻性研究纳入了64例结肠癌行支架置入的患者，4例（6.3%）患者术后血培养呈阳性，但在术后48小时内均无感染症状发生。上述菌血症的发生考虑与置入操作时间有关（36 min *vs.* 16 min，$P < 0.01$）。另外一项回顾性研究纳入233例恶性结肠梗阻患者，分析发现在行支架置入术后2周内，随机选取30例患者进行血培养，其中7例（3%）患者出现菌血症或发热症状。

推荐由经验丰富的内镜医师（至少完成20例支架植入术）操作或在其监督下进行内镜下结肠支架置入。两项关于内镜医师实施结肠支架植入术学习曲线的研究表明，在完成至少20例支架置入后，内镜医师的技术成功率显著上升，而单次操作中使用的支架数量明显降低。一项回顾性研究表明，由具备10例以上SEMS操作经验的内镜医师实施支架置入，其技术成功率及临床缓解率均显著提高。具有丰富操作经验的内镜医师不仅可以适应梗阻肠管中的复杂环境，同时对于镜下图像及支架释放等技术难点有更多的体会及经验。

术前常规行肛门指诊了解肛门及直肠下段情况。肠镜涂润滑剂，以减少内镜操作过程中的不适感。一般由经验丰富的内镜医师进行操作，右手持内镜端，在助手协助暴露患者肛门的情况下将内镜缓慢滑入直肠内。进镜期间注意旋转镜身。顺利进镜情况下一般无明显阻力，如感觉阻力明显且患者有剧烈疼痛，切忌盲目或暴力进镜。

进镜至接近梗阻部位时，应在肠镜下仔细观察，进一步明确梗阻部位及性质。在肠镜证实为结肠恶性梗阻后于梗阻部位反复冲洗，仔细观察狭窄部位的大小、形态及肠道走向。一般采用导管导丝交替插送使导丝和导管通过狭窄段。内镜监视下循导丝插入支架及推送器，将支架送入狭窄段，保留近端超出狭窄处3cm左右开始缓慢释放支架，成功后推出导丝及推送器（图7）。观

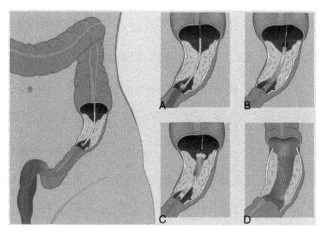

A. 导丝穿过结肠狭窄梗阻处；B. 处于预置状态的结肠支架穿过病变狭窄处；C. 退去包绕在支架外的鞘膜；D. 将支架充分展开。

图7 结肠支架操作步骤（彩图见彩插6）

（资料来源：BARON T H. Colonic stenting：a palliative measure only or a bridge to surgery？Endoscopy, 2010, 42 (2)：163-168.）

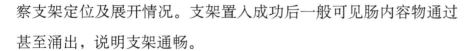

察支架定位及展开情况。支架置入成功后一般可见肠内容物通过甚至涌出，说明支架通畅。

　　术后禁食 4～12 小时，密切观察患者呕吐、腹痛、排便等症状，监测生命体征，警惕出血、穿孔或支架移位等并发症发生。术后第 2 天可复查腹部立位平片，观察支架位置及扩张情况。在证实支架通畅且无相关并发症后可予以流质饮食，逐步过渡至半流质饮食。

46. 穿孔是结肠支架置入的主要并发症

　　结肠 SEMS 置入治疗恶性结肠梗阻存在一定风险，术后 30 天支架相关死亡率小于 4%。结肠支架置入术后常见的并发症包括出血、肠道刺激症状、支架移位、支架梗阻、穿孔等。最新的 ESGE 指南中将支架置入后并发症分为早期（≤ 30 天）及晚期（> 30 天）并发症。早期并发症主要包括：穿孔（0～12.8%）、支架成功放置后发生闭塞（0～11.7%）、支架移位（0～4.9%）、二次梗阻（0～4.9%）、疼痛（0～7.4%）及出血（0～3.7%）等；晚期并发症主要包括：二次梗阻（4.0%～22.9%）、支架移位（1.0%～12.5%）及穿孔（0～4.0%）等。笔者所在中心随访的 122 例左半结肠癌梗阻患者中，支架置入后有 7 例患者出现肠穿孔，穿孔时间为术后 1～75 天，中位时间为 9 天，其中 1 例行肠吻合术，5 例行造瘘术，1 例患者出现死亡。Parodi A 等将支架相关并发症分为早期并发症（发生在置入后 24 小时内）

及远期并发症（大于 24 小时），对 88 例结肠支架置入患者进行研究，发现术后无近期并发症，而远期并发症发生率为 12.8%，主要包括支架梗阻（3.5%）及移位（8.1%）。

肠穿孔是结肠支架置入最为严重和致命的并发症，可以发生在支架置入的任何阶段，主要与支架对肿瘤的压迫、肿瘤组织坏死有关。对于明确发生穿孔的患者，建议尽快行外科手术治疗。而有一部分临床患者存在无症状穿孔，即患者肠壁穿孔较小，且没有任何临床症状及体征，多在外科切除术中或术后发现。但有学者认为微小穿孔可以促进肿瘤细胞转移，尤其是腹膜转移。Baron 等将支架穿孔的相关因素分为下列 4 种：①导丝或导管位置不正；②支架置入前后狭窄部位的扩张；③支架导致的穿孔（包括肿瘤和非肿瘤区域的穿孔）；④因支架减压不足或操作过程中结肠内过度充气，导致梗阻近端肠管扩张产生的穿孔。

贝伐珠单抗是抗血管内皮生长因子（VEGF）的靶向药物，主要阻断肿瘤血管生成，从而介导抗肿瘤作用。贝伐珠单抗联合奥沙利铂或伊立替康为基础的化疗方案均能够显著提高晚期结直肠癌的疗效，延长患者生存期，且不受 KRAS 基因型影响。近年来几项研究发现，贝伐珠单抗会增加 SEMS 置入穿孔的风险。Fuccio L 等发现对于 SEMS 置入术后患者，给予贝伐珠单抗 2.5mg/（kg·w）后，穿孔发生率高达 17.4%，是对照组的 3 倍。ESGE 指南中同样指出，行姑息性 SEMS 置入术后的患者，可以应用不包含抗血管生成药物的化疗方案。考虑到结肠穿孔的风险，当患者正在接受或即将接受抗血管生成药物治疗（如贝伐珠单抗）的情况下，不推荐使用 SEMS 进行姑息性肠道减压。

支架梗阻是结肠 SEMS 置入最常见的并发症。支架梗阻主要是由于肿瘤组织过度增殖或向支架内生长导致。一项 Meta 分析纳入 13 项研究，其中 11 项研究报道了支架相关并发症，支架梗阻的发生率为 18.3%。而笔者所在中心随访的 143 例结肠癌恶性梗阻支架置入患者中，12 例患者出现再发肠梗阻（约 8.4%），发生于术后 12 ～ 316 天，中位时间为 69 天。目前认为相比于无覆膜支架，覆膜支架可以有效阻止肿瘤向支架内生长，减少二次梗阻的发生。Parodi A 等发现支架梗阻只发生在覆膜支架组，显著多于无覆膜支架组（35% *vs.* 0）。研究证实，无覆膜支架梗阻率显著高于覆膜支架（*RR*=5.99；95% *CI*: 2.23 ～ 16.10，*P*=0.0004）。肿瘤局部情况、支架长度、梗阻或狭窄位置、支架扩展程度及 SEMS 置入后接受化疗等因素均可影响支架梗阻的发生。Suh 等分析了支架梗阻的预测因素，发现支架扩展不充分（< 70%）与支架梗阻的发生显著相关。在晚期结肠癌合并梗阻患者中，SEMS 置入后应该在患者生存期内保持通畅。如果支架置入后发生梗阻，最为常见的处理方法是支架内再次置入 SEMS。Yoon 等研究了上述方法治疗支架梗阻的疗效，约有一半的患者（16/36，44.4%）二次置入的 SEMS 能够在其生存期内保持通畅，临床缓解率达 75%，略低于首次 SEMS 置入的缓解率。同时，为了明确支架梗阻后二次置入 SEMS 是否对患者生存有影

响，作者对比了二次 SEMS 置入患者与手术组的预后情况，发现两组间的平均总生存期（8.2 个月 *vs.* 15.5 个月）及无进展生存期（4.0 个月 *vs.* 2.7 个月）均无明显差异，但二次 SEMS 置入组的平均肠腔内通畅时间显著低于手术组（3.4 个月 *vs.* 7.9 个月）。

此外，研究发现，SEMS 置入的晚期结肠癌患者接受姑息化疗后生存期明显延长，但这也可能导致支架相关远期并发症的发生，如支架移位。几项回顾性研究将上述情况归结为化疗后肿瘤体积缩小，故而导致支架移位的发生。虽然接受姑息化疗的晚期结肠癌患者，其 SEMS 相关远期并发症有所上升，但我们不能忽视 SEMS 的置入降低了恶性结肠梗阻患者的早期死亡率，同时能够让患者在术后早期开始接受化疗，上述优势也为患者带来巨大的获益。

总结来看，结肠支架置入治疗恶性结肠梗阻仍有一定风险。最严重的术后并发症是结肠穿孔，如临床上发现患者存在穿孔的症状或体征，在诊断明确的基础上推荐首选外科手术治疗。支架梗阻是 SEMS 置入后最为常见的并发症，临床上可在结合患者病情基础（如评估患者结肠梗阻部位及程度等）上，选用合适的支架（覆膜与无覆膜），并尽量由操作经验丰富的内镜医师进行，确保 SEMS 置入后充分展开，最大程度上避免术后发生支架梗阻。

（王 今 吴国聪 徐伯栋 整理）

参考文献

1. DEANS G T, KRUKOWSKI Z H, IRWIN S T. Malignant obstruction of the left colon.Br J Surg, 1994, 81 (9): 1270-1276.

2. SMOTHERS L, HYNAN L, FLEMING J, et al. Emergency surgery for colon carcinoma. Dis Colon Rectum, 2003, 46: 24-30.

3. MARTINEZ-SANTOS C, LOBATO R F, FRADEJAS J M, et al.Self-expandable stent before elective surgery vs. emergency surgery for the treatment of malignant colorectal obstructions: comparison of primary anastomosis and morbidity rates.Dis Colon Rectum, 2002, 45 (3): 401-406.

4. TEKKIS P P, KINSMAN R, THOMPSON M R, et al.The Association of Coloproctology of Great Britain and Ireland study of large bowel obstruction caused by colorectal cancer.Ann Surg, 2004, 240 (1): 76-81.

5. DOHMOTO M. New method-endoscopic implantation of rectal stent in palliative treatment of malignant stenosis. Endosc Dig, 1991, 3: 1570-1572.

6. TEJERO E, MAINAR A, FERNÁNDEZ L, et al. New procedure for the treatment of colorectal neoplastic obstructions.Dis Colon Rectum, 1994, 37 (11): 1158-1159.

7. ASGE TECHNOLOGY COMMITTEE, TOKAR J L, BANERJEE S, et al. Drug-eluting/biodegradable stents. Gastrointest Endosc, 2011, 74 (5): 954-958.

8. LEE K M, SHIN S J, HWANG J C, et al. Comparison of uncovered stent with covered stent for treatment of malignant colorectal obstruction.Gastrointest Endosc, 2007, 66 (5): 931-936.

9. PARK S, CHEON J H, PARK J J, et al.Comparison of efficacies between stents for malignant colorectal obstruction: a randomized, prospective study.Gastrointest Endosc, 2010, 72 (2): 304-310.

10. ZHANG Y, SHI J, SHI B, et al. Self-expanding metallic stent as a bridge to surgery versus emergency surgery for obstructive colorectal cancer: a meta-analysis.Surg Endosc, 2012, 26 (1): 110-119.

11. BARON T H, WONG KEE SONG L M, REPICI A.Role of self-expandable stents for patients with colon cancer (with videos) .Gastrointest Endosc, 2012, 75 (3): 653-662.

12. MANES G, DE BELLIS M, FUCCIO L, et al. Endoscopic palliation in patients with incurable malignant colorectal obstruction by means of self-expanding metal stent: analysis of results and predictors of outcomes in a large multicenter series. Arch Surg, 2011, 146 (10): 1157-1162.

13. FARAGHER I G, CHAITOWITZ I M, STUPART D A.Long-term results of palliative stenting or surgery for incurable obstructing colon cancer.Colorectal Dis, 2008, 10 (7): 668-672.

14. VAN HOOFT J E, VAN HALSEMA E E, VANBIERVLIET G, et al.Self-expandable metal stents for obstructing colonic and extracolonic cancer: European Society of Gastrointestinal Endoscopy (ESGE) Clinical Guideline.Endoscopy, 2014, 46 (11): 990-1053.

15. FORSHAW M J, SANKARARAJAH D, STEWART M, et al. Self-expanding metallic stents in the treatment of benign colorectal disease: indications and outcomes.

Colorectal Dis，2006，8（2）：102-111.

16. PARK I J，CHOI G S，KANG B M，et al.Comparison of one-stage managements of obstructing left-sided colon and rectal cancer: stent-laparoscopic approach vs. intraoperative colonic lavage.J Gastrointest Surg，2009，13（5）：960-965.

17. VAN HOOFT J E，BEMELMAN W A，OLDENBURG B，et al.collaborative Dutch Stent-In study group. Colonic stenting versus emergency surgery for acute left-sided malignant colonic obstruction: a multicentre randomized trial. Lancet Oncol，2011，12（4）：344-352.

18. MARUTHACHALAM K，LASH G E，SHENTON B K，et al. Tumour cell dissemination following endoscopic stent insertion. Br J Surg，2007，94（9）：1151-1154.

19. SLOOTHAAK D A，VAN DEN BERG M W，DIJKGRAAF M G，et al. collaborative Dutch Stent-In study group. Oncological outcome of malignant colonic obstruction in the Dutch Stent-In 2 trial. Br J Surg，2014，101（13）：1751-1757.

20. KAVANAGH D O，NOLAN B，JUDGE C，et al. A comparative study of short- and medium-term outcomes comparing emergent surgery and stenting as a bridge to surgery in patients with acute malignant colonic obstruction. Dis Colon Rectum，2013，56（4）：433-440.

21. LEE G J，KIM H J，BAEK J H，et al. Comparison of short-term outcomes after elective surgery following endoscopic stent insertion and emergency surgery for obstructive colorectal cancer. Int J Surg，2013，11:442-446.

22. PARODI A，DE CEQLIE A，CONIO M. Endoscopic stenting as bridge-to-surgery（BTS）in left-sided obstructing colorectal cancer: Experience with conformable stents. Clin Res Hepatol Gastroenterol，2016，40（5）：638-644.

23. SAITO S，YOSHIDA S，ISAYAMA H，et al. A prospective multicenter study on self-expandable metallic stents as a bridge to surgery for malignant colorectal obstruction in Japan: efficacy and safety in 312 patients. Surg Endosc，2016，30（9）：3976-3986.

24. 茅爱武，高中度，杨仁杰，等 . 经肛门放置自膨式金属支架治疗横结肠恶性梗阻的临床应用 . 介入放射学杂志，1999（4）：220-221.

25. CHUN Y J，YOON N R，PARK J M，et al. Prospective assessment of risk of bacteremia following colorectal stent placement. Dig Dis Sci，2012，57:1045-1049.

26. SMALL A J，COELHO-PRABHU N，BARON T H.Endoscopic placement of self-expandable metal stents for malignant colonic obstruction: long-term outcomes and complication factors.Gastrointest Endosc，2010，71（3）：560-572.

27. WILLIAMS D，LAW R，PULLYBLANK A M. Colorectal stenting in malignant large bowel obstruction: the learning curve.Int J Surg Oncol，2011，2011：917848.

28. 28.LEE J H，YOON J Y，PARK S J，et al. The learning curve for colorectal stent insertion for the treatment of malignant colorectal obstruction. Gut Liver，2012，6：328-333.

29. GERAGHTY J，SARKAR S，COX T，et al. Management of large bowel obstruction with self-expanding metal stents：a multicentre retrospective study of factors

determining outcome. Colorectal Dis, 2014, 16: 476-483.

30. BARON T H. Colonic stenting: a palliative measure only or a bridge to surgery? Endoscopy, 2010, 42 (2): 163-168.

31. MANES G, DE BELLIS M, FUCCIO L, et al. Endoscopic palliation in patients with incurable malignant colorectal obstruction by means of self-expanding metal stent: analysis of results and predictors of outcomes in a large multicenter series. Arch Surg, 2011, 146 (10): 1157-1162.

32. ZHAO X D, CAI B B, CAO R S, et al.Palliative treatment for incurable malignant colorectal obstructions: a meta-analysis.World J Gastroenterol, 2013, 19 (33): 5565-5574.

33. SUH J P, KIM S W, CHO Y K, et al.Effectiveness of stent placement for palliative treatment in malignant colorectal obstruction and predictive factors for stent occlusion.Surg Endosc, 2010, 24 (2): 400-406.

34. YOON J Y, JUNG Y S, HONG S P, et al.Outcomes of secondary stent-in-stent self-expandable metal stent insertion for malignant colorectal obstruction. Gastrointest Endosc, 2011, 74 (3): 625-633.

35. KIM J H, SONG H Y, LI Y D, et al. Dual-design expandable colorectal stent for malignant colorectal obstruction: comparison of flared ends and bent ends.AJR Am J Roentgenol, 2009, 193 (1): 248-254.

36. CANENA J M, LIBERATO M, MARQUES I, et al.Sustained relief of obstructive symptoms for the remaining life of patients following placement of an expandable metal stent for malignant colorectal obstruction.Rev Esp Enferm Dig,

2012, 104 (8): 418-425.

37. FERNÁNDEZ-ESPARRACH G, BORDAS J M, GIRÁLDEZ M D, et al. Severe complications limit long-term clinical success of self-expanding metal stents in patients with obstructive colorectal cancer.Am J Gastroenterol, 2010, 105 (5): 1087-1093.

38. CETINKAYA E, DOGRUL A B, TIRNAKSIZ M B. Role of self expandable stents in management of colorectal cancers.World J Gastrointest Oncol, 2016, 8 (1): 113-120.

循环血肿瘤细胞检测在结肠癌诊断和预后中的应用

结直肠癌治疗手段不断进步，也对疾病早期诊断、监测及预后判断提出了更高要求，研究者们都在努力寻找敏感性高、特异性好的标志物。循环肿瘤细胞（CTC）属于外周血循环稀有细胞，这些来自实体肿瘤原发灶的肿瘤细胞侵袭血管，脱落并进入血液循环系统后成为循环肿瘤细胞。随着进入血循环系统，一些 CTC 变成凋亡细胞（dying CTC），一些则随着血液不断循环（非转移性 CTC，non-metastatic CTC），而另一些 CTC（转移性 CTC，metastatic CTC）则可在某一特定器官处黏附、侵袭并穿出血管，最终形成新的肿瘤转移灶。肿瘤复发有着类似的过程。恶性肿瘤可通过血液传播转移到身体的其他器官，肿瘤细胞侵入到原发肿瘤细胞的周围组织中，进入血液和淋巴管系统，形成 CTC，并转运到远端组织，再渗出，适应新的微环境，最终"播种"、"增殖"、"定植"形成转移灶。因此,在外周血液中检测到肿瘤细胞预示着肿瘤有可能发生远处转移。研究表明,检测和分析外周血中的单个或少量循环肿瘤细胞簇,使患者治疗反应及预后评估的准确性和有效性明显改善。显然,在细胞水平的 CTC 检测要比传统肿瘤检查手段更敏感和特异,使得 CTC 检测具有重要的临床意义。

因 CTC 在血液中的稀有性致使其在初期发展缓慢,随着 CTC 富集分离鉴定技术的发展及较多商品化的 CTC 检测平台的建设(如 CellSearch 系统及 CTC-Biopsy 系统),CTC 研究已逐渐从实验室研究转向临床应用研究。国内也有相关专家共识对 CTC 在结直肠癌诊治方面的应用做了系统介绍和展望。我们中心开展循环肿瘤细胞检测及研究时间较早,也积累了不少经验。

47.CTC 可用于结肠癌早期筛查

目前结直肠癌常规的检测手段如影像学、血清学,在肿瘤早期、体积较小的情况下,通常难以检出。而已有研究提示原发肿瘤在早期就开始有肿瘤细胞进入血液循环,每克肿瘤每天就有约 10^6 个肿瘤细胞脱落。因此,检测 CTC 对于肿瘤的早期诊断意义重大。然而对于 CTC 的检出率,报道差异很大,在 10% ～ 50% 波动,总体来看,物理分筛法阳性率高于免疫学分筛。笔者中心采用免疫染色加染色体探针联合的方法对结直肠癌患者进行外周血 CTC 检测,以 CTC ≥ 2 作为阳性标准,UICC Ⅰ至Ⅳ期患者检出率为 61.7% ～ 87.5%，检出水平较高。因此，对于高度关注的患者可多种方式联合进行 CTC 检测，以提高检出率，用于早期筛查。

*48.*CTC 可作为结肠癌治疗的疗效预测

不管是国内还是国外，结直肠癌患者在接受首次放疗、化疗、靶向治疗等治疗方案后，一般都要等 2 ～ 3 个月才可以去评估其治疗效果。因为只有经过 2 ～ 3 个月后，肿瘤的大小才有比较明显的变化。而有相当一部分肿瘤患者在治疗后 3 个月，肿瘤非但没有减小反而继续长大。也就是说，这部分患者在这 3 个月的时间接受的肿瘤治疗无效。而 CTC 在判断患者治疗反应方面要敏感得多，研究表明 CTC 在患者接受治疗后 1 周，甚至更短时间内即可观察到明显的变化。如果通过测定 CTC 数目是显著下降的，说明治疗是有效的，而如果 CTC 数目较治疗前无明显变化，甚至增多，说明治疗效果差。这对医生快速更换治疗方案或采取更有效的肿瘤治疗措施的临床决策判断帮助很大。因此，对于经济条件允许的患者，我们建议术前进行 CTC 基线检测，术后 1 周内再次检测，术后 1 到 2 年内，每 3 个月进行 1 次检测，更长时间的监测根据患者意愿，推荐半年到 1 年进行 1 次检测，早期用于对手术及化疗效果进行评估，后期用于肿瘤复发的监测等，较影像学有优势。

49. CTC 可用于结肠癌体内耐药性检测

多数结直肠癌患者在首次接受放化疗或靶向治疗等治疗方案时是有效的，但经过多个周期的治疗，部分患者的病情并未得到控制，这可能是肿瘤对药物产生了耐药。而对于肿瘤会不会产生耐药及什么时候产生耐药是未知的，往往是发现产生耐药时，病情已得不到控制。而如果对肿瘤治疗过程中的患者做持续跟踪 CTC 检测，在动态的观察过程中一旦发现 CTC 数目显著增加，提示肿瘤可能出现耐药，这有助于医生快速地重新制定治疗方案。此外，研究显示同一患者的 CTC 存在明显的异质性，生物学特性亦不相同，且 CTC 的基因表型常常与原发肿瘤细胞不同。因此，检测 CTC 的基因表型可用于指导临床选择更加有效的治疗方案。

结直肠癌细胞中 *KRAS* 的突变情况决定了其对西妥昔单抗的治疗反应。已有研究利用基因表达谱芯片检测 CTC 中 *KRAS* 的突变情况，发现 CTC 中 *KRAS* 为野生型的患者具有更长的无进展生存期和总生存期，外周血检测 *KRAS* 可能能够预测肿瘤对西妥昔单抗联合化疗的治疗反应。这一发现提示在 CTC 中利用基因表达谱芯片检测 *KRAS* 的突变情况，在临床选择对西妥昔单抗治疗反应较好的结直肠癌患者方面，具有潜在的应用价值。

50. CTC 可用于肿瘤复发转移的监测

现在认为，CTC 是恶性肿瘤发生血行转移的基础。目前相当一部分肿瘤患者经过规范的治疗后，出现肿瘤的复发或转移。肿瘤的复发实际上与肿瘤转移密不可分。结直肠癌患者复发后肿瘤最常转移到肝脏。这说明即使原发部位已经切除，肿瘤还会转移到其他部位。既然肿瘤复发和肿瘤转移过程是直接相关的，医生就可以通过监测 CTC 直接监测患者肿瘤是否复发。肿瘤的复发过程中，肿瘤细胞不断释放入血。经过规范治疗的肿瘤患者，如果在复查过程中检测到循环肿瘤细胞持续增多，提示肿瘤可能存在复发或转移。

肿瘤标志物如 CEA，其在患者血清中的变化较影像学敏感，但在临床中 CEA 特异性偏低，且仍存在滞后性。我们中心的 1 项研究显示：在 109 例结直肠癌患者中，71 例外周血 CTC 阳性，其中 CTC 阳性率与 N 分期、M 分期具有相关性，而与结直肠癌患者年龄、性别、肿瘤位置、肿瘤大小、分化程度、T 分期、Ki-67 指数、TNM 分期无相关性。另外，CTC 和 CEA 之间存在相关性，CTC 的阳性率要高于 CEA。因此，CTC 可能反映结直肠肿瘤细胞的转移能力，临床上联合检测 CTC 及血清肿瘤标志物可以提高结直肠癌诊断的准确性，因此，联合 CEA 及 CTC 水平可对肿瘤转移复发进行更好地监测，提高敏感性和特异性。

术后辅助化疗并不常规用于 Ⅱ 期（UJCC 分期）的结直肠癌患者。然而，接近30% 的 Ⅱ 期结直肠癌患者在术后 5 年内出现复发或转移。因此，临床需要可靠的预后评估手段来识别高危复发的Ⅱ期结直肠癌。已有研究利用多重 PCR 在 194 名Ⅱ期结直肠癌患者外周血中检测一系列肿瘤标志物的 mRNA，识别出一个高危复发的亚组。该研究提出这一 CTC 检测可作为传统临床检测手段的辅助工具，来预测Ⅱ期结直肠癌的术后复发。

51. CTC 与肿瘤预后不良相关

诊断和治疗早期结直肠癌可以降低患者的死亡率，而对于晚期结直肠癌，检测 CTC 可能能够更有效地检测疾病的进程，尤其是对于那些血清 CEA 或其他肿瘤标志物水平不高的转移性结直肠癌。已有研究发现在结直肠癌术后患者的外周血中检测到循环肿瘤细胞，是一个不良的预后因素。

一项针对 CEA 值 ≥ 10 ng/mL 的转移性结直肠癌研究纳入 272 名患者，研究显示监测到 CEA 水平较基线水平不断升高的患者，其生存期显著降低，从 20.7 个月降至 15.8 个月。对于 CEA ≥ 25 ng/mL 的患者，基线水平 CTC ＜ 3 的患者生存期显著长于 CTC ≥ 3 的患者，而基线水平的 CEA 并不具备独立的预测功能。研究还显示，不仅基线水平，在特定时间点包括 3 ~ 5 周及 6 ~ 12 周，无论 CEA 处在何种水平，CTC 的水平都能够独立判断预后。另一项纳入 98 名正在进行化疗的晚期结直肠癌患者的研究显示，CTC 与淋巴侵犯、TNM 分期、CEA 水平相关，是与 PFS 及 OS 相关的独立因素。我们中心研究进行的生存分析也显示，CTC 阳性患者总生存率低于 CTC 阴性患者。因此，CTC

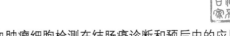

可以作为判断结直肠癌预后的一个指标。

52. CTC 目前存在的问题及展望

现阶段，CTC 检测仍是一个需要优化解决的问题。相对于正常的外周血单核细胞，CTC 的数量非常稀少，这就需要高质量的肿瘤细胞分离技术，目前的分离技术如细胞筛、免疫磁珠、差相富集技术等均有不同程度的缺陷，想要精确地分选 CTC，同时又能保留 CTC 的正常形态、细胞膜及生物学特性，仍需更先进的分离技术。就鉴别技术而言，免疫细胞化学能够对染色后的 CTC 进行形态学鉴别，但总体来说针对 CTC 的分子水平的检测具有更高的敏感性。这些不同的 CTC 鉴别手段有时显示出相互矛盾的结果。研发针对 CTC 相关标志物的更优、标准化检测手段是今后需重点解决的技术难题。此外，还有一些问题如对 CTC 亚型的认识仍不充分、对结直肠癌分期指导作用的细化、对随访及指导围术期治疗手段选择意义的量化仍不明确等，这需要研究者进一步研究以发挥 CTC 对结直肠癌临床治疗的指导意义。

（邓 薇 汪 栋 饶 全 整理）

参考文献

1. CHEN F，WANG S，FANG Y，et al. Feasibility of a novel one-stop ISET device to capture CTCs and its clinical application.Oncotarget，2017，8（2）：3029-

中国医学临床百家

3041.

2. WANG J Y, HSIEH J S, CHANG M Y, et al. Molecular detection of APC, K- ras, and p53 mutations in the serum of colorectal cancer patients as circulating biomarkers.World J Surg, 2004, 28 (7): 721-726.

3. MASSAGUÉ J, OBENAUF A C.Metastatic colonization by circulating tumour cells.Nature, 2016, 529 (7586): 298-306.

4. UEN Y H, LIN S R, WU D C, et al. Prognostic significance of multiple molecular markers for patients with stage II colorectal cancer undergoing curative resection.Ann Surg, 2007, 246 (6): 1040-1046.

5. AGGARWAL C, MEROPOL N J, PUNT C J, et al. Relationship among circulating tumor cells, CEA and overall survival in patients with metastatic colorectal cancer.Ann Oncol, 2013, 24 (2): 420-428.

6. ZHANG D, ZHAO L, ZHOU P, et al. Circulating tumor microemboli (CTM) and vimentin+ circulating tumor cells (CTCs) detected by a size-based platform predict worse prognosis in advanced colorectal cancer patients during chemotherapy.Cancer Cell Int, 2017, 17:6.

7. 中国研究型医院学会微创外科学专业委员会 . 循环肿瘤细胞检测在结直肠癌中的应用专家共识（2018）. 腹腔镜外科杂志, 2019, 24 (1): 74-80.

微卫星稳定性检测在结肠癌术后化疗中的应用价值

53. 微卫星多态性介绍

微卫星（microsatellites）遍布于人类基因组、动物和部分微生物基因组中。微卫星即同一脱氧核苷酸的重复序列，通常为 2 到 6 个核苷酸的简单重复，重复次数不超过 60 次，片段长度通常小于 350bp，在人群中表现出高度的个体特异性，并且稳定遗传。人类基因组中包含数万个微卫星位点，在人群中呈现高度多态性。由于它们一般处于非编码 DNA 区域，以往并不受科学家重视。

微卫星多态性即微卫星不稳定性，表现于同一微卫星位点在不同个体之间及同一个体的正常组织与某些异常组织之间，还表现为微卫星位点重复单位的数目不同即增加或丢失。这都是

DNA 错配修复功能缺失所致。

错配修复系统由一系列特异性修复 DNA 错配的修复蛋白组成，包括 hMLH1、hMSH2、hPMS2、hMSH6 等家族成员。MMR 主要通过形成以下异源二聚体执行相应功能：MutSα（hMSH2 与 hMSH6 构成，识别单一碱基的错配和插入／缺失），MutSβ（hMSH2 和 hMSH3 构成，识别 2～8 个核苷酸的插入／缺失），MutLα 和 MutLβ（hMLH1 分别与 hPMS2、PMS1 构成，定位于错配部位，并能协同 ExoI，增殖细胞核抗原，DNA 聚合酶消除错配，进行 DNA 再合成）。hMLH1 与 hMSH2 是 MMR 的核心基因和蛋白，它们之一异常则可能导致错配修复系统功能受损或丧失。

错配修复功能缺失（dMMR）使得其校对功能减弱，甚至丧失，致使 DNA 错配积聚，广泛分布在生物基因组中，表现为短串联重复序列即微卫星重复序列的拷贝数目发生变化，产生遗传不稳定性，即微卫星不稳定性。除了 MMR，也有其他途径维持微卫星的稳定性。MMR 作为管家基因，其功能异常会导致基因组稳定性降低、突变增多，这与肿瘤的发展、发生密切相关。

MSI 分为高度微卫星不稳定性和低度微卫星不稳定性／微卫星稳定性。通过检测基因组上的 5 个微卫星位点的不稳定性来判断微卫星不稳定性程度。美国国立癌症研究所提出 MSI 判断标准：把在一种肿瘤中 40% 的 MSI 位点上检出 MSI 定义为 MSI-H，在低于 40% 的位点上检出 MSI 定义为 MSI-L，各位点均没有检出则定义为微卫星稳定。亦可以通过免疫组化（immunohistochemistry，IHC）检测 MMR 蛋白是否存在，将 MSI 分为 MSI-H 阳性与阴性。IHC 检测 MMR 蛋白表达情况和 PCR（DNA 聚合酶链反应）进行 MSI 状态分析是常用的 dMMR 筛查方法，是不同方法对同一指标进行的检测。IHC 简单实用、花费少，是较常用方法，检测的 MMR 蛋白包括 MLH1、MLH2、MSH6 和 PMS2，蛋白缺乏即 MSI-H 阳性。PCR 通过扩增已知的 DNA 微卫星片段来检测 MSI 状态，肿瘤的微卫星比正常结肠组织的要大，PCR 还能够鉴别出被 IHC 忽略的 dMMR，被认为是 dMMR 筛查的标准方法。两种检测方法一致性达 90% 以上，联合应用敏感性更高。

54. MSI 与结肠癌

微卫星重复序列数目的增加或减少可表现在多种不同的肿瘤中，且只在肿瘤中出现，说明 MSI 与细胞癌变有关。MSI 目前是研究热度最高的肿瘤发生途径之一。

关于结肠癌的发生，可能涉及的机制包括染色体不稳定性、MSI、凋亡机制异常、端粒酶活化等。其中遗传性非息肉性结直肠癌即 Lynch 综合征（LS）的病因学研究开启了 MSI 与结肠癌的研究浪潮。LS 是常染色体显性遗传性疾病，发病率为 3%～5%。患者发病年龄早，常伴有子宫内膜癌、卵巢癌、胃癌等肠外肿瘤。LS 发病主要和 *MMR* 基因突变有关，其复制表型见于大多数 LS 中，*hMLH1* 和 *hMSH2* 为最常见的突变基因，约占 90%。MSI 存在于 90% 以上的 LS 患者和少部分散发性大肠癌患者中，因此，检测 MSI 成为国际上筛选 LS 患者的金标准，对怀疑为 LS 但不符合诊断标准（Amsterdam 标准）的患者，MSI 检测可以帮助判断患者抑癌基因突变的可能性。MSI 肿瘤患者应该按照更新的 NCCN 指南筛查 LS。

MSI-H 造成的散发性结肠癌占 12% ～ 15%，其中 95% 与 *hMLH1* 基因启动子区高甲基化有关。部分散发性结肠癌患者同时伴有 *BRAF V600E* 基因突变，此类患者可排除遗传性因素，提示预后不良。Roth 等的研究发现 MSI-H 更多见于 II 期结肠癌（22% *vs.* 12%，$P < 0.0001$）。而 Koopman 等的研究发现 IV 期结肠癌中 MSI-H 者仅占 3.5%。这不仅显示了 MSI 在各期结肠癌的分布，也提示 MSI 阳性者不易发生转移。流行病学研究提示 MSI 散发性结肠癌发病年龄较高、女性好发，常为分化较差的或伴有黏液癌组织类型，右半结肠癌较多、淋巴浸润较多，但是预后相对较好。MSI 对结肠癌预后的预测作用已经得到了指南的肯定。Gryfe 等使用 NCI 推荐的 MSI 定义对 607 例不超过 50 岁的结直肠癌患者预后进行分析，MSI-H 发生率为 17%，MSI 是独立于分期等因素的预后预测因子，提示预后较好。MSI-H 结直肠癌患者具有较低的区域淋巴结转移率和远处器官转移率，该研究首次提出 MSI 是结直肠癌患者的独立预后预测指标。Popat 等的 Meta 分析汇集了 7642 例结直肠癌，MSI 阳性患者具有总生存优

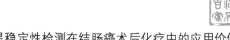

势（*HR*=0.65，95% *CI*：0.59 ～ 0.71；*P*=0.16）。基于类似的相关研究，NCCN 指南建议所有结直肠癌病史的患者进行 MSI 检测以筛查 LS，这对转移性疾病的靶向治疗和 II 期结肠癌的治疗决策至关重要。

55. MSI 与结肠癌化疗

早在 2003 年，Ribic 等通过长期随访的回顾性研究提示 II 期、III 期结肠癌患者中 MSI-H 者 5 年生存率优于 MSI-L 或 MSS 者。在接受辅助化疗的患者中，MSI-H 者并未显示出能够从 5-FU 为基础的化疗中获益。通过校正排除分期分级的影响，MSI-L 和 MSS 是从 5-FU 辅助化疗获得生存改善的因素。而 MSI-H 者接受 5-FU 为基础的辅助化疗，其生存甚至低于不化疗者。类似的研究亦发现 II 期 MSI-H 结肠癌患者进行 5-FU 化疗是有害的。较近的研究提示 MMR 状态能够预测生存，但不能预测 II 期结肠癌是否能从辅助治疗中获益或受害。第 8 版 AJCC/UICC 分期系统中肯定 MSI 的预后预测作用，证据等级为 I 级。

由于体内 5-FU 代谢的复杂性，MMR 单因素进行疗效预测需要进一步思考。研究指出在 MMR 基础上联合检测其他指标如胸苷酸合酶（thymidylate synthase，TS）、TP53、CD8，可进一步筛选 5-FU 化疗的获益人群，TS 高表达者给予 5-FU 治疗效果好。

56. MSI 与结肠癌免疫治疗

15% ~ 20% 散发性结直肠癌和 Lynch 综合征患者中存在 DNA 错配修复缺陷，其较 MMR 表达正常者，DNA 复制错误和 MSI 发生率更高。这类肿瘤携带相对更大的突变负荷，产生更多的新生抗原，提呈至肿瘤特异性 T 细胞以靶向性杀灭肿瘤细胞。

目前，FDA 已批准用于恶性肿瘤治疗的免疫检查点抑制剂有抗 PD-1 抗体（如 Nivolumab、Pembrolizumab）、抗 PD-L1 抗体（如 Atezolizumab、Avelumab、Durvalumab）及抗 CTLA-4 抗体（如 Ipilimumab）。然而，可用于结直肠癌治疗或在临床试验中体现出有效性的免疫检查点抑制剂却很少。在一项 II 期临床试验中，Nivolumab 用于治疗化疗效果不佳的结直肠癌患者，结果发现近 31% 的患者表现出有效的免疫反应。Pembrolizumab 也被证实在部分结直肠癌亚型患者中具有较高的免疫应答率。

Le 等评估了 Pembrolizumab 在 41 例进展性转移癌或不伴错配修复缺陷患者中的临床活性，结果发现，在 dMMR 的结直肠癌患者中免疫应答率为 40%，而在错配修复良好（pMMR）的结直肠癌患者中为 0，显示出免疫检查点抑制剂在部分结直肠癌患者中的高反应性。但到目前为止，仅有 PD-1/PD-L1 阻滞剂单一治疗的早期临床试验，虽在 dMMR 的结直肠癌治疗中显示出了可观的免疫反应，但未能在 pMMR 的结直肠癌患者中诱导出有效的免疫反应。这可能是由 MSI-H 肿瘤特点所决定的。dMMR

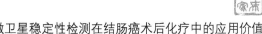

的肿瘤浸润淋巴细胞水平高，肿瘤突变负荷也较高。有研究发现，dMMR 亚型结直肠癌队列中每个肿瘤平均有 1782 个体细胞突变，而 pMMR 亚型队列中每个肿瘤仅 73 个体细胞突变，表现出更低的免疫原性。此外，dMMR/ MSI-H 结直肠癌患者亚群仅占结直肠癌的一小部分（不足 5%），大部分为 pMMR/non-MSI-H 亚型，这种亚型差异限制了免疫检查点抑制剂治疗结直肠癌的有效性。

笔者中心在对 MSI-H 相关左半结肠癌患者的治疗过程中，除严格按照 NCCN2019 指南的原则外，在免疫治疗等尚需临床试验展开并探索的领域也进行了尝试，在晚期消化道肿瘤中根据免疫组化、基因检测结果及患者个体情况积极开展免疫治疗，并建立数据库及标本库，进行临床试验分析。

综上，笔者认为 MSI 作为重要的肿瘤分子指标，对结肠癌的预后预测作用已比较明确，已有现成的预后预测工具被用于临床。然而 MSI 的疗效预测作用还需进一步研究。由于肿瘤发生及药物代谢的复杂性，得到结果可能尚需时日。科学技术的进步使得 MSI 的检测更加方便，应该遵循指南将现有的工具用于临床。

（白志刚　吴鸿伟　林华骏　整理）

中国医学临床百家

参考文献

1. 丁一，童坦君.微卫星不稳定性的生物学意义及其应用前景.生理科学进展，1999，30（4）：292-296.

2. YOON Y S, YU C S, KIM T W, et al. Mismatch repair status in sporadic colorectal cancer：immunohistochemistry and microsatellite instability analyses.J Gastroenterol Hepatol, 2011, 26（12）：1733-1739.

3. ROTH A D, TEJPAR S, DELORENZI M, et al. Prognostic role of KRAS and BRAF in stage II and III resected colon cancer：results of the translational study on the PETACC-3, EORTC 40993, SAKK 60-00 trial.J Clin Oncol, 2010, 28（3）：466-474.

4. KOOPMAN M, KORTMAN G A, MEKENKAMP L, et al. Deficient mismatch repair system in patients with sporadic advanced colorectal cancer.Br J Cancer, 2009, 100（2）：266-273.

5. GRYFE R, KIM H, HSIEH E T, et al. Tumor microsatellite instability and clinical outcome in young patients with colorectal cancer.N Engl J Med, 2000, 342（2）：69-77.

6. POPAT S, HUBNER R, HOULSTON R S. Systematic review of microsatellite instability and colorectal cancer prognosis.J Clin Oncol, 2005, 23（3）：609-618.

7. 7.RIBIC C M, SARGENT D J, MOORE M J, et al.Tumor microsatellite-instability status as a predictor of benefit from fluorouracil-based adjuvant chemotherapy for colon cancer.N Engl J Med, 2003, 349（3）：247-257.

8. SARGENT D J, MARSONI S, MONGES G, et al.Defective mismatch repair

as a predictive marker for lack of efficacy of fluorouracil-based adjuvant therapy in colon cancer.J Clin Oncol，2010，28（20）：3219-3226.

9. HUTCHINS G，SOUTHWARD K，HANDLEY K，et al.Value of mismatch repair，KRAS，and BRAF mutations in predicting recurrence and benefits from chemotherapy in colorectal cancer.J Clin Oncol，2011，29（10）：1261-1270.

10. BERTAGNOLLI M M，REDSTON M，COMPTON C C，et al.Microsatellite instability and loss of heterozygosity at chromosomal location 18q：prospective evaluation of biomarkers for stages II and III colon cancer--a study of CALGB 9581 and 89803.J Clin Oncol，2011，29（23）：3153-3162.

11. DONADA M，BONIN S，BARBAZZA R，et al.Management of stage II colon cancer - the use of molecular biomarkers for adjuvant therapy decision.BMC Gastroenterol，2013，13：36.

12. OVERMAN M J，MCDERMOTT R，LEACH J L，et al. Nivolumab in patients with metastatic DNA mismatch repair-deficient or microsatellite instability-high colorectal cancer（CheckMate 142）：an open-label，multicentre，phase 2 study. Lancet Oncol，2017，18（9）：1182-1191.

13. LE D T，URAM J N，WANG H，et al. PD-1 Blockade in Tumors with Mismatch-Repair Deficiency.N Engl J Med，2015，372（26）：2509-2520.

14. LINDOR N M，BURGART L J，LEONTOVICH O，et al. Immunohistochemistry versus microsatellite instability testing in phenotyping colorectal tumors.J Clin Oncol，2002，20（4）：1043-1048.

15. EMAMBUX S，TACHON G，JUNCA A，et al. Results and challenges of

immune checkpoint inhibitors in colorectal cancer.Expert Opin Biol Ther，2018，18（5）：561-573.

16. LEE J J，CHU E. Recent Advances in the Clinical Development of Immune Checkpoint Blockade Therapy for Mismatch Repair Proficient（pMMR）/non-MSI-H Metastatic Colorectal Cancer.Clin Colorectal Cancer，2018，17（4）：258-273.

结肠肝曲癌是否需要清扫第六组淋巴结

　　结肠癌是消化系统常见的恶性肿瘤之一，近年来其发病率呈逐年上升趋势，外科手术是结肠癌的主要治疗手段。相对于胃癌等，结肠癌生物学行为较好，加之结肠与腹腔内重要脏器无紧密毗邻关系，构成了结肠癌能被"整块"切除的良好条件。对结肠癌施行扩大手术，不仅根治性高，而且患者术后亦几乎无功能性障碍。近年来，结肠癌的切除率、根治切除率均明显提高，手术死亡率明显下降，甚至有血行转移的IV期结肠癌，将原发癌与远隔转移灶一同切除，亦会取得可观疗效，充分显示了扩大切除的可行性。结肠癌扩大、根治性切除效果得到了公认，术式得到了普及，为近半个世纪以来结肠癌外科治疗的重大变革之一。尽管如此，结肠癌根治术后疗效仍有待提高，国内报道结肠癌根治术后5年存活率为60%左右，治疗失败的主要原因是根治术后复发和转移。结肠癌根治术中合理、规范的淋巴结清扫是降低术后复发风险、提高术后存活率的关键环节之一。目前，国内针对进展期结肠癌根治术中淋巴结清扫及其意义的系统研究鲜见报道。

57. 结肠淋巴结分布及编号

（1）结肠淋巴结分布

根据解剖学和临床清扫效果需要，将结肠淋巴结分为：肠旁淋巴结、中间淋巴结、主淋巴结（侧方淋巴结）、主淋巴结—中枢淋巴结及其他淋巴结。

肠旁淋巴结：结肠壁上、沿结肠边缘动脉分布的淋巴结 [日本大肠癌处理规约将结肠壁淋巴结和结肠旁淋巴结合并规定为肠旁淋巴结（结肠旁淋巴结）]；沿乙状结肠最下动脉分布的淋巴结。

中间淋巴结：①肠系膜上动脉系。沿回结肠、右结肠和中结肠动脉干的淋巴结（回肠淋巴结、右结肠淋巴结、中结肠右支淋巴结、中结肠左支淋巴结）；②肠系膜下动脉系。沿左结肠、乙状结肠动脉干分布的淋巴结（左结肠淋巴结、乙状结肠淋巴结）。

主淋巴结：①肠系膜上动脉系。位于各结肠动脉起始部或其起始部的淋巴结（回结肠根部淋巴结、右结肠根部淋巴结、中结肠根部淋巴结）；②肠系膜下动脉系。从肠系膜下动脉起始部到左结肠动脉起始部，所有沿肠系膜下动脉分布的淋巴结（肠系膜根部淋巴结）。

主淋巴结—中枢淋巴结：位于肠系膜上动脉起始部到中结肠动脉起始部沿肠系膜上动脉分布的淋巴结和位于腹主动脉、下腔静脉周围的淋巴结。

其他淋巴结：胃幽门下淋巴结、大网膜淋巴结、脾门淋巴结。

（2）结肠淋巴结编号

结肠淋巴结基本上按肠系膜上动脉、肠系膜下动脉和髂动脉系统命名。为了方便临床、科研工作，便于叙述、记忆，把大肠淋巴结编码用 200 以上 3 位数表示。上、下肠系膜淋巴结范围内，按淋巴流由肠旁向中枢走行分布，用个位数表示站，肠旁淋巴结为 1，中间淋巴结为 2，主淋巴结为 3；十位数表示动脉主干淋巴结，回结肠动脉干为 0，右结肠动脉干为 1，中结肠动脉干为 2，左结肠动脉干为 3，乙状结肠动脉干为 4，肠系膜下动脉干和直肠上动脉干为 5。因此，回结肠动脉淋巴结从肠旁，经回结肠动脉干到根部主淋巴结编码分别为 201、202、203；右结肠动脉区域淋巴结为 211、212、213；中结肠动脉为 221、222、223；左结肠动脉为 231、232；乙状结肠动脉第 1 支为 241-1、242-1，第 2 支为 241-2、242-2，最下乙状结肠动脉 242-t、主淋巴结共为 253。

58. 胃周淋巴结分组

胃周的淋巴结是伴随腹腔动脉的 4 个主要分支而分布，按伴随动脉的名称可以划分为 4 个淋巴结区域：胃左动脉区、胃右动脉区、胃网膜左动脉区和胃网膜右动脉区。按由近到远的顺序，可以将胃周的淋巴结规定为 20 个组，分别是：①贲门右淋巴结；②贲门左淋巴结；③小弯淋巴结；④大弯淋巴结；⑤幽门上淋巴结；⑥幽门下淋巴结；⑦胃左动脉干淋巴结；⑧肝总动脉干淋巴结；⑨腹腔动脉周围淋巴结；⑩脾门淋巴结；⑪脾动脉干淋巴结；⑫肝、十二指肠韧带内淋巴结；⑬胰后淋巴结；⑭肠系膜根部淋巴结；⑮结肠中动脉周围淋巴结；⑯腹主动脉周围淋巴结；⑰胰前淋巴结；⑱胰下淋巴结；⑲膈肌下淋巴结；⑳食管裂孔淋巴结。消化系统肿瘤细胞一般是沿胃周围的淋巴引流顺序，由近到远、由浅到深进行转移，有时也可因淋巴受阻而出现逆行转移或者跳跃式转移。根据不同部位的肿瘤所发生转移的淋巴结分布不同，通常把胃周围的淋巴结划分为三站：第一站（N1）、第二站（N2）和第三站（N3）。每一站淋巴结又由几组淋巴结组成。

59. 结肠癌根治术的种类与淋巴结清扫范围

（1）结肠癌根治术种类

结肠占大肠的大部分，上接自盲肠，下移行于直肠，分升结肠、横结肠、降结肠和乙状结肠。结肠的长度因人而异，一般不依切除结肠的长度确定根治手术的名称，而是按切除供应、接纳相应结肠的动、静脉数确定根治术名称，包括右半结肠切除术、横结肠切除术、乙状结肠切除术和左半结肠切除术。

右半结肠切除术：切除回肠末端、盲肠、升结肠、横结肠右

1/3 和回结肠动（静）脉、右结肠动（静）脉、中结肠动（静）脉右支。右半结肠扩大切除术：中结肠动（静）脉从根部切断、结扎，其他部分同右半结肠切除术。

横结肠切除术：中结肠动（静）脉，从根部切断、结扎，癌肿在左、右缘外各切除 10cm。

乙状结肠切除术：早期癌仅行乙状结肠切除，进展期癌应行扩大切除术。

左半结肠切除术：切除横结肠左 1/3、降结肠、乙状结肠和中结肠动（静）脉左支、左结肠动（静）脉、乙状结肠动（静）脉。左半结肠扩大切除术：切除横结肠左半，降结肠、乙状结肠从肠系膜下动脉根部切断、结扎，包含中结肠动（静）脉左半、乙状结肠动脉、直肠上动脉，并清扫腹主动脉周围淋巴结。

（2）结肠癌淋巴结清扫范围

结肠癌淋巴结清扫范围一般根据术前影像学检查和术中探查判定癌侵及肠壁深度和淋巴结转移程度做出决定。研究证实，结肠癌的浸润深度与淋巴结转移密切相关，肿瘤侵及黏膜下、肌层和浸透肠壁达肠外组织或结构，肠旁淋巴结的转移率分别为 12%、35% 和 44%。

早期结肠癌 M 癌：一般认为淋巴结无转移，不必行清扫术。但现阶段对侵及肠壁深度尚难做出准确判定，因此，以 D1 清扫术为好。SM 癌：淋巴结转移率为 10% 上下，均在 N2 以内，D2 清扫术为宜。

进展期结肠癌 MP 癌：一般考虑行 D2 清扫术即可。但 N2、N3 转移者并不鲜见，因此，行 D3 清扫术为宜。SS、SE、Si 癌均应行 D3 清扫术。淋巴结转移者或怀疑淋巴结转移者，均应行 D3 清扫术。进展期结肠癌的标准根治术是包含中枢向淋巴结 D3 清除术，肠轴向淋巴结 D2 清扫术的原发癌"整块"切除术，即淋巴结清扫范围是肠旁、中间和主淋巴结。按肠系膜上、下动脉系统 N1、N2 均为肠旁淋巴结与中间淋巴结，肠系膜上动脉系统的 N3 为肠系膜上动脉根部，肠系膜下动脉系统的 N3 则为腹主动脉周围。

进展期结肠癌肠旁淋巴结的清扫范围：一般来说，可治愈结肠癌淋巴结肠轴向转移几乎均在癌肿口侧、肛侧各 10cm 以内。因此，对结肠旁淋巴结清扫范围，亦即肠管的切除范围，一般切除 10cm 即已足够。但《日本大肠癌处理规约》（第 7 版）中提出按癌肿所在部位与供应血管的位置分 4 种切除范围：①一根供应动脉，癌肿正位于其下方，从癌缘外口侧、肛侧各 10cm 处切断肠管；②一根供应动脉，癌缘距血管主干 10cm 以内，一侧在供应动脉外 5cm，另一侧在癌缘外 10cm 处切断肠管；③癌位于两根供应动脉之间，癌口侧、肛侧缘均在 10cm 以内，应在两根动脉主干外 5cm 处切断肠管；④癌位于两根动脉之间，癌口侧、肛侧缘均在 10cm 以上，应在较近一支动脉外 5cm，另一侧在 10cm 处切断肠管。

60. 传统淋巴结清扫与改进淋巴结清扫

结肠癌淋巴结转移显著影响患者生存率。传统手术是先将右半结肠系膜分离，并将系膜血管切断结扎，对淋巴结进行清扫，这样容易导致腹膜转移和血液转移，影响治疗效果。而改良右半结肠切除术则是在传统方法上进行改良，从内而外进行操作，避免肿瘤细胞通过血液转移，可彻底切除。手术过程均从血管根部切断，并同时将右侧结肠、系膜前后叶等切除，这样可将肿瘤所在部位淋巴结彻底清除，预防肿瘤组织散播。顺行性淋巴结清扫从中枢向末梢清扫，根据隔离、不接触原则先对血管根部进行处理，避免因术中挤压肿瘤而导致癌细胞脱落造成腹腔种植转移。这种术式先处理血管，右半结肠切除变得简单，不容易导致输尿管和精索或卵巢动静脉损伤，容易整块切除，可更好地预防复发。

（1）右半结肠癌淋巴结转移规律与手术切除范围

2009 年，Hohenberger 等根据胚胎发育和解剖学理论提出结肠癌行完整结肠系膜切除，其主要原则是沿脏层筋膜和壁层筋膜间隙锐性分离，保证系膜的完整，高位结扎供应血管，彻底清扫淋巴结。CME 可提高淋巴结检出率，增加系膜切除面积，提高术后标本病理分级，降低结肠癌局部复发率。但也有学者对 CME 提出了质疑。Willaert 等认为与传统手术方式相比，虽然 CME 清扫淋巴结数目增多，系膜切除面积更大，但是没有良好证据表明其是否有利于阳性淋巴结的清扫，并改善患者预后。刘荫华等认为需要针对 CME 技术开展前瞻性研究，并得出区域淋巴结切除范围更加值得信服的循证医学证据。以往部分学者已经对结肠癌的淋巴结转移规律进行了探讨，但由于既往手术方式不尽相同，甚至部分手术切除范围不足，导致所得标本不能准确反映阳性淋巴结的分布。本研究通过结肠癌淋巴结分站病理学检查的前瞻性研究，以期找寻右半结肠癌的淋巴结转移规律和影响因素。

右半结肠癌淋巴结转移规律既往已有研究，但受条件所限大多数研究中手术差异较大，缺少统一的手术质量评估，手术取材的不足可能导致研究结果的偏倚。CME 要求系膜层面切除并进行供应血管的高位结扎，为研究右半结肠癌淋巴结转移规律提供了更好的条件。

1）肠旁淋巴结的清扫

Toyota 等报道肠旁淋巴结转移主要位于距离肿瘤 ≤ 10cm 肠管，随着距离增加，转移发生率逐渐降低，本研究结果类似。因此，大部分学者认为应该切除至少距肿瘤 10cm 肠管。同时，文献指出肠管切除长度除清扫淋巴结的因素以外，还应考虑肠管断端血供及吻合后肠管的张力。CME 考虑了上述 3 个因素，结扎肿瘤供应血管，在保证肠管生机和吻合口张力的基础上，切除足够的肠管，最大限度清扫淋巴结。

2) 中央淋巴结的清扫

文献研究显示结肠癌中央淋巴结转移发生率为 2.2% ～ 12.9%，本研究中央淋巴结转移发生率（16.5%），略高于既往研究，可能与 CME 高位结扎供应血管有关。高分化癌并未出现中央淋巴结转移，而低分化及未分化癌中央淋巴结转移发生率高达 32.4%；随着 T 分期增加，中央淋巴结转移发生率增加，具有统计学意义。以上提示对于分化程度差、T4 期的肿瘤，必须彻底清扫中央组淋巴结。

3) 结肠癌淋巴结的跳跃性转移

结肠癌存在跳跃性转移，文献研究报道跳跃性转移发生率为 12.5% ～ 35.0%，跳跃性转移的主要形式是肠旁（+）中间（−）中央（+）。我中心临床研究中，结肠癌淋巴结跳跃性转移发生率为 14.8%（17/115），最常见的两种方式为肠旁（−）中间（+）中央（−）和肠旁（+）中间（−）中央（+），且有 9.6%（11/115）的患者存在中央组淋巴结跳跃性转移。结肠癌淋巴结不只是以肠旁、中间至中央淋巴结的序贯方式转移，尚有跳跃性转移的存在，且中央组淋巴结跳跃性转移发生率较高。因此，结肠癌手术应该清扫中央淋巴结。

4) 幽门下淋巴结

研究发现右半结肠幽门下淋巴结转移发生率为 1.5%（5/328），我中心研究有 3 例出现幽门下淋巴结转移，转移发生率 2.6%（3/115），且均出现在肝曲结肠中，这与日本研究相似。因此，结肠肝曲癌需要进行幽门下淋巴结清扫，而对于盲肠癌、升结肠癌，如果术前怀疑幽门下淋巴结转移，则应该进行淋巴结清扫。

（2）淋巴结转移发生率影响因素

Ricciardi 等分析了美国 SEER（Surveillance Epidemiology and End Results）数据库中的 124 180 例结直肠癌根治术后患者的淋巴结转移发生率，发现 T1、T2、T3、T4 期的淋巴结转移发生率分别为 7.7%、18.5%、42.4%、50.2%。我中心研究结果与之类似，T1 和 T2 期为 9.1%（1/11），T3 和 T4 期为 46.2%。Takano 等对 2125 例结直肠癌患者进行回顾性分析，发现肿瘤分化程度与淋巴结转移发生率密切相关，高分化与低分化患者转移发生率分别为 40.3% 和 60.2%（$P=0.003$）。我中心研究同样显示分化程度越低，淋巴结转移发生率越高。既往研究在淋巴结转移发生率与肿瘤大小、术前血清 CEA 水平是否有关方面存有争议，但我中心研究中病例并未发现其相关性。综上所述，右半结肠癌淋巴结转移存在于肠旁、中间、中央系膜组织，术中应常规清扫，结肠肝曲癌还应清扫幽门下淋巴结，CME 有助于彻底清扫该区域淋巴结。

（3）结肠癌 D3 根治术

标准的 D3 根治术对于结肠癌来说可以降低术后复发率、提高 5 年存活率，故结肠癌 D3 根治术应该作为结肠癌常规的淋巴结清扫方式。右半结肠癌的 D3 根治术要求广泛的淋巴结清扫至主淋巴结，但是由于右侧结肠血管的解剖较为复杂，该手术方式具有一定挑战性。腹腔镜为精细解剖提供了很好的条件，摄像镜可以对解剖结构放大 3～5 倍，良好稳定的视野更有利于解剖血管根部清扫淋巴结，通过解剖血管鞘行彻底的淋巴结清扫，最大限度的保护周围毗邻结构，减少手术副损伤。

1）腹腔镜右半结肠癌根治术适应证及禁忌证

适应证：阑尾、盲肠、升结肠及结肠肝曲的恶性肿瘤。绝对禁忌证：虽经术前治疗仍不能纠正或改善全身情况不良者；有严重心、肺、肝、肾疾患不能耐受全麻及腹腔镜手术者；严重脓毒血症、严重凝血机制障碍、妊娠期结肠肿瘤者，腹膜广泛肿瘤种植、淋巴结广泛转移者，腹腔镜下清扫困难者；肿块固定或侵犯小肠并形成内瘘，腹腔内广泛黏连，腹腔镜下分离困难者。相对禁忌证：有出血倾向，肿瘤直径＞6 cm 和（或）与周围组织浸润；腹部严重黏连、重度肥胖者；结直肠癌的急症手术（如急性梗阻、穿孔等）和心肺功能不良者。

2）手术切除范围

切除盲肠、升结肠、右侧横结肠和 10～15 cm 末段回肠；在根部切断回结肠动静脉、右结肠动静脉，在根部切断结肠中动脉右支和胃结肠静脉干结肠支，完整切除相应的系膜内的血管与淋巴组织；切除与横结肠相连的相应的大网膜。扩大右半结肠切除范围还包括结肠中动静脉根部、胃网膜右动静脉根部切断清扫淋巴组织、胃血管弓内切除大网膜。

3）根治性右半结肠切除术解剖要点

根治性右半结肠切除术解剖要点：①肠系膜上静脉外科干（surgical trunk）的解剖与显露。右半结肠的动脉行走于肠系膜

中国医学临床百家

的前叶与后叶之间，其供应主要来源于肠系膜上动脉发出的中结肠动脉、右结肠动脉和回结肠动脉。右半结肠的静脉回流主要经中结肠静脉、右结肠静脉和回结肠静脉汇入肠系膜下静脉，其走行与动脉相似。其中，70% ～ 80%的右结肠静脉与胃网膜右静脉合为典型的 Henle 胃结肠共同干后，在胰头的前表面下行注入肠系膜下静脉。Henle 胃结肠共同干长度一般为 1.5cm，直径约 0.5cm，也存在胃网膜右静脉和右结肠静脉和胰十二指肠下静脉、胃网膜右静脉和胰十二指肠下静脉和中结肠静脉，胃网膜右静脉和右结肠静脉和中结肠静脉，胃网膜右静脉和右结肠静脉和胰十二指肠下静脉前、后支等组合形式。了解 Henle 胃结肠共同干的解剖，有利于辨明术野结构，有效避免胰头、胰腺血管的损伤。右半结肠癌根治术中，须清扫肠系膜上静脉的外科干周围淋巴组织。其右侧有回结肠静脉、右结肠静脉、胃结肠静脉干等汇入，其左侧为肠系膜上动脉。肠系膜上动脉发出的回结肠动脉、右结肠动脉、结肠中动脉等一般多从外科干的前方横过性向右侧。清扫右半结肠癌主淋巴结须清扫回结肠动脉根部淋巴结、右结肠动脉根部淋巴结和结肠中动脉右支根部淋巴结，为了能在直视下准确地找到各主干动脉根部，就必须充分显露出肠系膜上静脉外科干，在其右侧切断各主干静脉根部，再在其左侧于肠系膜上动脉发出分支水平切断各主干动脉根部，清除主淋巴结。② Toldt 筋膜和胰十二指肠前筋膜的完整切除。腹腔镜右半结肠癌根治术中，当血管处理完毕后，需进入 Toldt 筋膜和其深面的肾筋膜（Gerota 筋膜）前层及其向下移行的输尿管浅层的腹内筋膜之间完成对右半结肠的游离，该解剖间隙平面为一无血管间隙，在此操作不仅可节约手术时间，而且可减少副损伤、保持视野清晰。Toldt 筋膜和胰十二指肠筋膜都是胚胎时右侧结肠系膜后叶形成的融合筋膜。在右侧结肠系膜的上部，其后叶不是与腹后壁腹膜相融合，而是与胰头及十二指肠筋膜的前叶相融合，形成胰十二指肠前筋膜，其下与 Toldt 筋膜相连，向上与横结肠系膜相连。由此可见，Toldt 筋膜与胰十二指肠前筋膜构成了右侧结肠系膜的后叶。

结肠癌 D3 手术操作须明确区分哪些是应该切除的组织及应该保留的组织，必须严格而且清晰区别切除部分和保留部分的界限，包括肠段、筋膜、血管和淋巴。这个界限应该是连续的、清晰的、无副损伤和彻底的间隙。在决定剥离界限时，应该考虑到以下两个方面：一个是保证剥离界面无癌组织，距离肿瘤周围有充分的距离；另一个是注意区分后腹膜的解剖层次结构。升结肠和降结肠相同，其后均没有腹膜，代之以网状组织、Toldt 筋膜。Toldt 筋膜为一层蜂窝状筋膜群，形成于胚胎发育过程中肠扭转后，由结肠系膜后叶和后壁腹膜融合而成，向中线越过腹主动脉和对侧的 Toldt 筋膜延续，向足侧越过骶岬与骶前间隙延续。要注意结肠后壁癌肿浸润深度，以决定腹后壁筋膜的切除范围。腹后壁的层次由浅至深依次为：①腹后壁腹膜形成的 Toldt 筋膜；②腹膜下筋膜，其包绕肾脏处分为肾筋膜前叶和肾筋膜后叶；③腰肌筋膜，筋膜对阻止癌肿扩散起着重要的屏障作用。因此，根据整块切除的原则，当一层筋膜被癌侵犯时，应将其深面的一层筋膜也切除，以包住癌组织使之不与留下的健康组织发生接触。当结肠癌肿未侵及 Toldt 筋膜时，完整掀起 Toldt 筋膜并予以切除即可达到整块切除的要求。但若癌肿已侵出 Toldt 筋膜，则需切除该部的腹膜下筋膜（常与腰肌筋膜融合）。若为肝曲癌，则需切除肾筋膜前叶，露出肾脂肪囊。

4）第六组淋巴结清扫

幽门下区的解剖结构较为特殊，胃网膜右动脉和胃网膜右静脉在幽门下区并不完全伴行，胃网膜右静脉和胰十二指肠前上静脉合流形成胃十二指肠静脉，胃十二指肠静脉同副右结肠静脉合流，汇入胃结肠静脉干，进入肠系膜上静脉。在临床中往往重视了从根部切断胃网膜右动脉，而忽视清扫胃网膜右静脉胰腺段两侧的淋巴结，导致第 6a 和第 6b 亚组淋巴结的残留，使其成为复发的原因，第 6 组淋巴结的清扫应强调完整、整块清扫。手术中应找准解剖间隙，锐性分离，在打开胃结肠韧带后，继续完整剥离横结肠系膜前叶达到胰腺下缘，显露胃网膜右静脉根部及 Henle 干。从根部切断胃网膜右静脉后，在胰头前向上清扫第 6 组淋巴结，继续完整剥离胰腺被膜及胰头前淋巴脂肪组织至胰腺上缘，显露胃十二指肠动脉，从根部结扎切断胃网膜右动脉，从而完整地清扫第 6 组淋巴结。第 6 组淋巴结手术操作难度不大，是否能够完整清扫取决于外科医生的重视程度。我们提出将第 6 组淋巴结分为第 6a、第 6b 和第 6c 3 个亚组，目的之一是强调手术过程中对第 6 组淋巴结应彻底清扫，重视第 6a 和第 6b 亚组淋巴结的清扫，避免因第 6 组淋巴结残留引起的复发。此前有研究发现，第 6 组淋巴结引流至第 8a 组淋巴结。我中心研究也发现第 6 组淋巴结的转移情况与第 8a 组淋巴结的转移情况关系紧密，从侧面验证了这一结果。此外，我中心研究同时发现第 6 组淋巴结作为胃下部癌首当其冲的转移淋巴结，在一定程度上与 N 分期有关（第 6b 和第 6c 亚组）。因此，彻底清扫第 6 组淋巴结也能提高 N 分期的准确性。

（吴国聪　徐　威　整理）

参考文献

1. 陈峻青，夏志平. 胃肠癌手术学.2 版. 北京：人民卫生出版社，2008：239-241.

2. 梁寒，郝希山，王晓娜，等.723 例结肠癌患者术后多因素分析. 中国肿瘤临床，2004，31（6）：343-348.

3. Japanese Society for Cancer of the Colon and Rectum. Japanese classification of colorectal carcinoma.2nded.Tokyo：Kane-hara，2009：77-82.

4. 马文思. 浅析传统手术与改良右半结肠切除术治疗结肠癌的临床可行性观察. 中国农村卫生，2015，16（11）：65.

5. DING J，LIAO G Q，XIA Y，et al. Laparoscopic versus open right hemicolectomy for colon cancer：a meta-analysis.J Laparoendosc Adv Surg Tech A，2013，23（1）：8-16.

6. 吴少林，易涛. 改良右半结肠切除术治疗结肠癌的疗效评价. 当代医学，2015，13（28）：50-51.

7. 郑波波，王楠，吴涛，等. 改良中间入路与传统中间入路在腹腔镜右半结肠切除术中的比较研究.中华胃肠外科杂志，2015，24（8）：812-816.

8. 探析传统手术与改良右半结肠切除术治疗结肠癌的临床疗效.中国农村卫生，2016，1（2）：17-18.

9. 常金哲，王翠萍.改良右半结肠切除术治疗结肠癌的临床效果评价.2015临床急重症经验交流高峰论坛论文集，2015：615-616.

10. 武明胜.改良右半结肠切除术治疗结肠癌的疗效.实用临床医学，2016，17（3）：30-31，51.

11. 刘荫华，姚宏伟.第7版日本《大肠癌诊疗规范》解读与结直肠癌手术实践.中国实用外科杂志，2012，32（9）：709-713.

12. 叶颖江，高志冬，王杉，等.完整结肠系膜切除在结肠癌手术治疗中的应用.中国实用外科杂志，2011，31（6）：494-496.

13. TOYOTA S, OHTA H, ANAZAWA S.Rationale for extent of lymph node dissection for right colon cancer.Dis Colon Rectum，1995，38（7）：705-711.

14. MAURER C A. Colon cancer：resection standards.Tech Coloproctol，2004，8（Suppl 1）：s29-s32.

15. KAWAMURA Y J, UMETANI N, SUNAMI E, et al.Effect of high ligation on the long-term result of patients with operable colon cancer, particularly those with limited nodal involvement.Eur J Surg，2000，166（10）：803-807.

16. COTTE E, GLEHEN O.Lymphadenectomy for colon cancer：is there a consensus?Ann Surg Oncol，2009，16（6）：1454-1455.

17. HIDA J, OKUNO K, YASUTOMI M, et al.Optimal ligation level of the primary feeding artery and bowel resection margin in colon cancer surgery：the influence of the site of the primary feeding artery.Dis Colon Rectum，2005，48（12）：2232-

2237.

18. KELDER W，BRAAT A E，KARRENBELD A，et al.The sentinel node procedure in colon carcinoma：a multi-centre study in The Netherlands.Int J Colorectal Dis，2007，22（12）：1509.

19. MERRIE A E，PHILLIPS L V，YUN K，et al.Skip metastases in colon cancer：assessment by lymph node mapping using molecular detection.Surgery，2001，129（6）：684-691.

20. 程明荣，徐宏智，蔡元坤.淋巴结微转移对结直肠癌患者预后的影响.中华消化外科杂志，2009，8（5）：380-382.

21. RICCIARDI R，MADOFF R D，ROTHENBERGER D A，et al.Population-based analyses of lymph node metastases in colorectal cancer.Clin Gastroenterol Hepatol，2006，4（12）：1522-1527.

22. TAKANO S，KATO J，YAMAMOTO H，et al.Identification of risk factors for lymph node metastasis of colorectal cancer.Hepatogastroenterology，2007，54（75）：746-750.

23. KONISHI T，WATANABE T，KISHIMOTO J，et al.Prognosis and risk factors of metastasis in colorectal carcinoids：results of a nationwide registry over 15 years.Gut，2007，56（6）：863-868.

24. LEE W S，BAEK J H，KIM K K，et al. The prognostic significant of percentage drop in serum CEA post curative resection for colon cancer.Surg Oncol，2012，21（1）：45-51.

25. 林锋，李勇.腹腔镜右半结肠癌根治术.中国实用外科杂志，2011，31（9）：861-866.

腹腔镜结肠癌手术入路选择

腹腔镜结肠癌手术在我国开展已20余年，其结肠解剖标志、手术层面等关键技术均得以确立，手术技术渐趋成熟，淋巴结清扫和消化道重建术式已规范化，并得到广泛认同。选择合适的手术入路对规范淋巴结清扫范围、寻找正确解剖平面及减少术中并发症同样具有重要意义。各种手术入路的选择可能受疾病特点、解剖条件、术者习惯等多种因素的影响。从初期借鉴传统手术的外侧入路，到渐趋认同的中间入路，以及经尾侧入路、头侧中间入路等各种新型手术入路也受到临床关注。总结腹腔镜结肠癌手术中各种手术入路的手术方式、技术要点及各自的优势与不足，有助于使腹腔镜结肠癌手术的入路选择更趋规范化、合理化。

61. 中间入路

中间入路目前应用最为广泛，可适用于绝大多数腹腔镜结肠癌手术。

（1）中间入路腹腔镜右半结肠手术

从右半结肠系膜血管根部开始解剖，由内向外游离系膜和右半结肠，可分为完全中间入路、联合中间入路和"翻页式"中间入路。

①完全中间入路　以回结肠血管解剖投影为起点，沿肠系膜上静脉为主线解剖血管；寻找进入横结肠后间隙，侧方拓展至右结肠后间隙。操作中，自下而上解剖至结肠中血管与胃结肠干，由横结肠后间隙拓展进入系膜间隙，解剖至胰腺下缘。

②联合中间入路　在中间入路的基础上，切开胃结肠韧带进入系膜间隙，自上而下解剖结肠中血管与胃结肠干，上下联合解剖至胰腺下缘。

③"翻页式"中间入路　以肠系膜上静脉为解剖主线，解剖外科干，显露结肠系膜各血管分支，并在根部结扎。其优点在于解剖胃结肠干及其属支，可避免遭遇不同解剖变异所造成的误损伤或出血，再由内而外进行结肠系膜的游离。

（2）中间入路腹腔镜左半结肠手术

从左半结肠系膜血管根部开始解剖，由内向外游离系膜和左半结肠。

（3）中间入路腹腔镜乙状结肠手术

从肠系膜下血管根部或其分支开始解剖，由内向外游离乙状结肠系膜和乙状结肠。

（4）中间入路的优势与不足

①腹腔镜右半结肠手术中间入路　a.可充分利用侧腹膜和胃结肠韧带的牵拉作用，便于手术区域组织的显露和操作；b.可清扫更多的淋巴结；c.翻页式完全中间入路符合"从内侧到外侧"和"先处理血管根部"的原则；d.寻找横结肠后间隙及自胰头部表面向上方分离的"爬坡过程"是其技术难点。

②腹腔镜左半结肠手术中间入路　中间入路左半结肠切除术的优势同右半结肠，且更利于对左侧输尿管解剖层次的辨别。

③腹腔镜乙状结肠中间入路　优势同左半结肠中间入路。对部分病例如肥胖病例，在游离肠系膜下动脉根部时小肠及其肥厚的系膜可能会影响视野，并会影响对肠系膜下静脉的解剖，并对第3站淋巴结有效清扫造成困难。

62. 外侧入路

适用于绝大部分腹腔镜结肠癌手术，尤其对于部分肥胖患者或者结肠系膜较厚、充血水肿，甚至存在血管变异患者，行中间入路时解剖标志识别难度大，或中间入路区域内有严重黏连而无法行中间入路患者，可选择外侧入路手术。

（1）外侧入路腹腔镜右半结肠手术

从右结肠旁沟进入解剖间隙，由外向内先游离结肠、系膜，再处理右半结肠系膜血管。

（2）外侧入路腹腔镜左半结肠、乙状结肠和直肠手术从左结肠旁沟或乙状结肠外侧进入解剖间隙，由外向内先游离结肠、系膜，再处理左半结肠系膜血管。

（3）外侧入路的优势与不足

对于开腹经验丰富但处于腹腔镜手术学习曲线初期、对中间入路解剖不熟悉者适用。但该入路易进入错误层面，甚至误入肾后间隙。

63. 头侧中间入路

适用于乙状结肠癌根治术和左半结肠癌根治术，尤其适用于肥胖患者，系膜肥厚导致传统中间入路肠系膜下血管等解剖标志难以辨认的患者。

（1）头侧中间入路腹腔镜左半结肠或乙状结肠手术

采用解剖位置固定且明显的肠系膜下静脉作为入路标志，将切开靠近头侧的左结肠后间隙作为手术起始，行改良的中间入路左半结肠或乙结肠根治术。

（2）头侧中间入路的优势

①自 Treitz 韧带水平打开结肠系膜并牵拉，可有效阻挡小肠肠襻常有的对血管根部视野的影响；② IMA 血管根部的裸化，便于有效清扫第 3 站淋巴结；③使 IMV 和左结肠动脉之间非常紧密的关系变得更易裸化和显露；④整个乙状结肠牵拉与对抗牵拉充分，可为后续直肠后间隙的分离提供更为充分的张力。

64. 尾侧入路

适用于腹腔镜右半结肠切除术。

（1）尾侧入路腹腔镜右半结肠手术

肠系膜根部右髂窝附着处切开进入右结肠后间隙，向内、外及头侧拓展，离断肠系膜血管，最后行肿瘤切除与肠管吻合。

（2）尾侧入路的优势

①能够准确进入右结肠后间隙；②以右侧肠系膜根与后腹膜融合成的"黄白交界线"为入口，解剖标志明显，在直视输尿管等重要后腹膜器官情况下分离能避免副损伤；③在充分解剖右结肠间隙后，以肠系膜上静脉左侧缘切开结肠系膜，得以充分暴露血管根部。

65. 关于腹腔镜结肠癌手术入路的循证医学证据

目前腹腔镜结肠癌根治术的短期和中远期疗效已经被多项随机对照临床试验所证实。早期腹腔镜结肠癌手术入路多采用与开腹类似的外侧入路，随后中间入路逐渐被接受推广。针对手术入路的评价，国内外文献主要是单中心回顾性研究，强调手术操作，尤其是中间入路的安全性和可行性。Liang 等就腹腔镜乙状结肠和右半结肠癌根治术报道了中间入路与外侧入路比较的随机对照临床试验。纳入 67 例患者，平均随访时间 32 个月，结果显示中间入路的手术时间和术后炎性反应等短期指标优于外侧入路，两种入路在肿瘤复发率上无区别。

中间入路的优势被认为主要包括肿瘤学安全性和操作方便性两方面。其中中间入路在手术操作方面的优势已得到外科医生的公认。尤其是腹腔镜中间入路结肠手术可以充分利用 CO_2 气腹的优势，仅须将肠系膜向腹侧提起即可达到理想暴露，使手术操作在正确的平面较快进行。鉴于中间入路在技术操作方面的优势，2004 年，欧洲内镜外科学会发表共识，推荐腹腔镜肠管切除采用中间入路。

结肠癌肿瘤切除的无接触原则最早在 20 世纪 50—60 年代被提出，旨在为防止外科医生的手或者器械接触肿瘤造成的可能肿瘤细胞播散而先离断供血血管及引流淋巴管，后行肿瘤切除，该技术是指导外科手术的重要原则，也被认为是中间入路（以中间入路为技术基础的头侧入路，尾侧入路）的肿瘤学优势所在。实际上，截至目前无接触原则的肿瘤学优势尚未得到实践证实，仅有的 1 项随机对照研究结果显示传统入路术后患者肝转移发生率高于中间入路，但两种入路术后 5 年肿瘤复发率无差别。另 1 项同样内容的前瞻性随机对照研究正在日本进行（JCOG1006 trial），其余研究均为单中心回顾性研究，证据等级较低。因此，当前中间入路的肿瘤学优势仍然停留在理论阶段。

对于腹腔镜结肠癌手术，其手术入路有多种选择。根据腹腔镜本身的技术特点，就目前已有的循证医学证据和手术开展情况，中间入路仍然是腹腔镜结肠癌手术的主流手术入路。在中间入路基础上，目前又有一系列的革新或改良，如完全中间入路下的右半结肠手术和尾侧入路下的右半结肠手术等，它们可作为经典手术入路的补充。

66. 各手术入路的操作要点与步骤

（1）中间入路腹腔镜右半结肠手术

患者取头高脚底左倾位。采用4孔或5孔法。①肠系膜上静脉和回结肠血管蒂定位；②结肠系膜开窗和回结肠血管解剖；③扩展右结肠后间隙和暴露十二指肠及胰头；④解剖胃结肠静脉干和根部离断右结肠血管及胃网膜右静脉；⑤解剖并根部离断中结肠血管；⑥清扫幽门下淋巴结；⑦游离结肠肝曲和近端横结肠；⑧游离回盲肠和升结肠外侧；⑨体外行升结肠横结肠吻合并关腹。

（2）中间入路腹腔镜左半结肠手术

患者头低脚高右倾位，采用4孔或5孔法。①沿腹主动脉表面打开左半结肠系膜，于肠系膜下动脉起点部位游离并切断肠系膜下动脉发至降结肠、乙状结肠的分支，注意保留肠段的血液供应，暴露肠系膜下静脉，于根部断离；②清扫系膜血管根部的淋巴脂肪组织，并逐渐向外侧拓展左结肠后间隙和乙结肠后间隙，保持肾前筋膜完整并确认左输尿管以防止损伤；③自内侧将系膜游离完毕后，助手将乙状结肠、降结肠用肠钳或无损伤抓钳向右侧展开，沿降结肠沟剪开左侧腹膜，上至脾曲，下至乙状结肠与直肠交界处，与之前已拓展完成的左结肠后间隙汇合；④将左半横结肠向下拉，分离结肠脾曲及胃结肠韧带的左侧部分，然后切除大网膜左侧大部，将降结肠、乙状结肠完全游离。

（3）中间入路腹腔镜乙状结肠手术

头低脚高右倾位。4孔或5孔法。①在右侧输尿管内侧，骶骨岬部和肠系膜下血管根部的位置中间，切开乙状结肠右侧系膜，进入并拓展乙状结肠后间隙，注意保护左侧下腹神经，左侧输尿管和左侧生殖血管；②推开肠系膜血管根部周围的小肠和网膜，向上提起乙状结肠和直肠系膜，分离解剖肠系膜血管根部，解剖清扫肠系膜下血管周围脂肪和淋巴结；③进一步分离暴露出肠系膜血管和分支动脉，高位离断肠系膜下血管，或选择性保留肠系膜下血管分出左结肠血管，分离过程中完成血管根部淋巴结清扫。

（4）外侧入路腹腔镜右半结肠手术

取头低脚高左倾位，使得小肠、横结肠及网膜向左上腹区倾斜，从回盲部开始分离打开侧腹膜，从 Toldt 间隙游离回盲部、末端回肠及升结肠。然后患者取头高脚低位，使得小肠偏移左下方，游离肝结肠韧带及胃结肠韧带右侧，如此右半结肠完全游离，再进行血管结扎、根部淋巴结清扫。最后，患者取平卧位、经脐小切口，完成体外标本切除与消化道重建。

（5）外侧入路腹腔镜左半结肠和乙状结肠手术

从左半结肠乙状结肠侧腹壁的黏连带开始，切开 Toldt 线进入并拓展左半结肠系膜 / 乙状结肠系膜与肾前筋膜之间的间隙，进入直肠系膜与盆筋膜壁层之间的间隙，直至左半结肠和乙状结肠从腹盆腔后外侧壁上完全游离下来。再处理内侧肠系膜下血管根部或其分支，清扫淋巴结。

（6）头侧中间入路腹腔镜左半结肠手术

采用 4 孔或 5 孔法。①切断 Treitz 韧带和近端空肠与横结肠之间的筋膜和韧带，将小肠祥牵拉至右上腹，暴露 IMV。②切开 IMV 表面腹膜，进入并拓展 Toldt 间隙，在 IMV 进入胰腺下缘处将其结扎，并向下分离 IMV、左结肠动脉（left colic artery，LCA）直至暴露 IMA 在主动脉的起始处。此时，可见 IMA 的起始段、LCA 和 IMA 的远侧段构成了 T 型结构，术者可从容地加扎处理相关血管，并选择是否保留左结肠动脉。③内侧系膜游离完毕后，在 Toldt 白线内侧切开左侧结肠侧韧带，完成降结肠的游离。

（7）头侧中间入路腹腔镜乙状结肠手术

①推开 Treitz 韧带处的空肠，切断该处附着的筋膜及韧带，将小肠肠襻完全推至右上腹部，显露 Treitz 韧带和左侧结肠系膜、腹主动脉及肠系膜下血管；②从 IMA 头侧的腹主动脉表面腹膜处打开进入左结肠后间隙，并顺势清扫 No.253 淋巴结；③打开 IMA 尾侧的乙状结肠系膜并进入乙结肠后间隙，清扫 IMA 下方的周围淋巴结，并使乙状结肠后间隙与步骤②中的左结肠后间隙贯通；④显露 IMA、IMV 和左结肠血管、乙状结肠血

管等相关血管，用血管夹夹闭离断相关血管根部，并可选择性的保留左结肠血管等。

（8）尾侧入路腹腔镜右半结肠手术

取头低脚高左倾位。改良 5 孔法：脐下 1 cm 为观察孔（长 12 mm），脐下与耻骨联合中点为主操作孔（长 10～12 mm），右下腹麦氏点为副操作孔（长 5 mm），助手操作孔（长 5 mm）位于反麦氏点及左侧锁骨中线肋缘下 5 cm。①牵拉暴露小肠系膜根在右髂窝的附着处，切开肠系膜跟与后腹膜愈合形成的"黄白交界线"，进入右结肠后间隙，向内侧解剖到肠系膜上静脉左侧缘，向外侧游离到升结肠内侧缘，向头侧分离至十二指肠降段，充分显露胰头；②沿肠系膜上静脉右侧缘向头侧分离，结扎回结肠血管、右结肠血管、胃结肠共同干和中结肠血管；③于肠系膜上静脉左侧缘纵行切开结肠系膜，解剖肠系膜上静脉，并与之前游离的右 Toldts 间隙贯通；外侧切开结肠系膜与侧腹膜的附着，完成肠管游离；④体外吻合。

（吴国聪　谢付骁　整理）

参考文献

1. 郑民华，马君俊. 腹腔镜结直肠手术手术入路选择专家共识. 中国实用外科杂志，2017（04）：415-419.

2. LEE S D，LIM S B. D3 lymphadenectomy using a medial to lateral approach for curable right-sided colon cancer.Int J Colorectal Dis，2009，24（3）：295-300.

3. FENG B, LING T L, LU A G, et al.Completely medial versus hybrid medial approach for laparoscopic complete mesocolic excision in right hemicolon cancer.Surg Endosc, 2014, 28 (2): 477-483.

4. 郑民华, 马君俊, 臧潞, 等. 头侧中间入路腹腔镜直肠癌根治手术. 中华胃肠外科杂志, 2015, 18 (8): 835-836.

5. 邹瞭南, 熊文俊, 李洪明, 等. 尾侧入路腹腔镜右半结肠癌根治术疗效分析. 中华胃肠外科杂志, 2015, 18 (11): 1124-1127.

6. KANG L, CHEN W H, LUO S L, et al.Transanal total mesorectal excision for rectal cancer: a preliminary report.Surg Endosc, 2016, 30 (6): 2552-2562.

7. GUILLOU P J, QUIRKE P, THORPE H, et al.Short-term endpoints of conventional versus laparoscopic-assisted surgery in patients with colorectal cancer (MRC CLASICC trial): multicentre, randomized controlled trial.Lancet, 2005, 365 (9472): 1718-1726.

8. VELDKAMP R, KUHRY E, HOP W C, et al.Laparoscopic surgery versus open surgery for colon cancer: short-term outcomes of a randomized trial.Lancet Oncol, 2005, 6 (7): 477-484.

9. JAYNE D G, GUILLOU P J, THORPE H, et al.Randomized trial of laparoscopic-assisted resection of colorectal carcinoma: 3-year results of the UK MRC CLASICC Trial Group.J Clin Oncol, 2007, 25 (21): 3061-3068.

10. LACY A M, DELGADO S, CASTELLS A, et al.The long-term results of a randomized clinical trial of laparoscopy-assisted versus open surgery for colon cancer. Ann Surg, 2008, 248 (1): 1-7.

11. 冯波，陆爱国，王明亮，等.中间入路腹腔镜下行完整结肠系膜切除根治右半结肠癌 35 例可行性与技术要点分析.中国实用外科杂志，2012，32（4）：323-326.

12. 刘宏斌，李洪涛，于建平，等.腹腔镜中间入路右半结肠癌根治术.中华消化外科杂志，2015，14（6）：503-506.

13. LIANG J T, LAI H S, HUANG K C, et al.Comparison of medial-to-lateral versus traditional lateral-to-medial laparoscopic dissection sequences for resection of rectosigmoid cancers：randomized controlled clinical trial.World J Surg, 2003, 27 (2)：190-196.

14. VELDKAMP R, GHOLGHESAEI M, BONJER H J, et al.Laparoscopic resection of colon Cancer：consensus of the European Association of Endoscopic Surgery（EAES）.Surg Endosc, 2004, 18 (8)：1163-1685.

15. TAKII Y, SHIMADA Y, MORIYA Y, et al.A randomized controlled trial of the conventional technique versus the no-touch isolation technique for primary tumor resection in patients with colorectal cancer：Japan Clinical Oncology Group Study JCOG1006.Jpn J Clin Oncol, 2014, 44 (1)：97-100.

什么情况下需要保留左结肠血管

随着CME、TME原则在结直肠癌根治术中的不断推广应用，人们对淋巴结的清扫方式和清扫范围已经达成共识。在乙状结肠癌、直乙交界癌和直肠癌根治术中，处理肠系膜下动脉的方法主要有高位结扎和低位结扎两种方式。高位结扎是于IMA根部离断血管，不保留左结肠动脉；低位结扎是于IMA左结肠动脉分支远心端离断血管，并保留左结肠动脉。

为了保证淋巴结清扫的彻底性，以往的学者大多在IMA根部进行结扎，这意味着IMA的分支即左结肠动脉、乙状结肠动脉（sigmoid artery，SA）和直肠上动脉（superior rectal artery，SRA）的同时离断，此时近端结肠肠管往往会供血不足，如果在术中发现肠管的颜色发生变化，则需被迫扩大肠管的切除长度，继续将结肠游离至脾曲才能完成肠道吻合，甚至行横结肠直肠吻合。即便术中未发现明显缺血，术后形成吻合口漏的概率也大大增加。

有学者不建议高位结扎 IMA，特别是对于那些具有肠管供血不足高危因素或解剖异常的患者，更应采用保留 LCA 低位结扎 IMA 的手术方式。但是也有学者认为该种手术方式不能保证淋巴结的规范化清扫，影响了患者的远期预后生存，且手术难度较大，手术时间延长。而传统的高位结扎 IMA 能够保障淋巴结的彻底清扫，手术操作简单易行，也不会增加吻合口漏的发生风险。目前关于手术方式的选择仍没有明确的答案，以下将结合国内外最新的研究进展及笔者单位的经验就 IMA 的处理问题做一探讨。

67. 为什么需要保留左结肠血管

无论是高位结扎 IMA 还是低位结扎 IMA，保留 LCA 的手术方式在临床中都广为使用。但是结扎位置的高低可以影响患者的泌尿生殖系统、肠道功能、肿瘤根治效果和吻合口漏的发生。

吻合口漏是结直肠手术后一种严重的并发症，可以影响患者的短期恢复和长期预后，而吻合口的血供情况是吻合口漏发生的一项重要影响因素。当高位结扎 IMA 时，只能依靠结肠中动脉形成的边缘动脉供应吻合口处肠管组织，此时仅能够维持吻合口处的供血需求；而低位结扎 IMA，左结肠血管得以保留，对吻合口处的血供则更加充分。我们在手术中也常常发现，在高位结扎 IMA 后，部分降结肠和吻合口处的肠管由于供血不足，颜色发生变化，此时不得不切除供血不足的肠管，重新游离横结肠，再进行吻合。

在正常的生理解剖情况下，肠系膜上动脉和下动脉的末梢分支会在结肠旁形成一个形态完整的边缘动脉弓，这是结肠的血供来源。结肠癌根治术中需保留这些肠管附近的边缘动脉，但是结肠血管存在变异，边缘血管弓在不同区域会出现管腔直径变小、狭窄，甚至中断。其中与左结肠血管密切相关的是脾曲的Griffiths点（中结肠动脉与左结肠动脉之间的血管弓），此位置为横结肠和降结肠的边缘血管弓在结肠脾曲的吻合。当Griffiths处的血管弓出现薄弱或中断的情况，在乙状结肠癌或直肠癌根治术中仍按照常规方式从根部结扎IMA或LCA，则吻合口处的近端结肠（降结肠或乙状结肠）出现血供障碍的可能性大大增加。如果在术中发现近端肠管颜色变化，血供不良，就需要进一步游离近端结肠，从而完成吻合。但是在腹腔镜手术中，过度游离肠管会增加手术难度，此时，保留左结肠血管，低位结扎IMA就显得尤为必要。

结肠中动脉左支还可通过Riolan环与LCA升支吻合，吻合位置在结肠脾曲附近，而此处的血管直径较细，很容易造成供血不足。此外有5%的人群无此吻合支，一旦高位结扎IMA，结肠中动脉的左支供血只能达到结肠脾曲处的肠管，造成结肠和吻合口处的肠管血供不足，增加吻合口漏的发生风险，甚至可以造成缺血性肠坏死。过往的研究也显示低位结扎IMA保留LCA，相比高位结扎，可以大大减少吻合口漏的发生。而且目前肿瘤患者以老年患者为主，多合并糖尿病、高血压等基础疾病，血管的正常功能早已受损，这些因素均会影响吻合口的血供。

国外有学者曾利用激光多普勒系统在术中检查近端结肠残端的血液供应情况，结果发现保留 LCA 的患者结肠残端的血液灌注要明显优于不保留 LCA 的患者。因此，保留 LCA 有利于患者的术后恢复，而且如果保留了 LCA，则横结肠左半部分的保留概率会大大增加。

68. 左结肠血管的保留之争

目前，在中日韩等亚洲国家，低位结扎的手术方式在临床中使用较多，而欧美国家多采用高位结扎的方式。关于保留 LCA 还是离断 LCA 仍然存在较大争议，争议主要体现在以下几点。

（1）对残端血供及吻合口漏的影响

最近 Rutegard 等学者利用前瞻性队列的研究方法分析高位结扎和低位结扎 IMA 对近端结肠血供的影响，他们在术中使用多普勒超声技术评估肠管的血液灌流情况，结果发现：两种结扎方式在血液灌注影响方面并没有显著差异 [（高位，1.71）*vs.*（低位，1.19），$P=0.28$]。但该研究在 1 年的时间总共只纳入了 23 例患者，样本量较小，可能存在选择偏倚。

国内学者开展的一项回顾性研究对比了腹腔镜直肠癌根治术中高位结扎 IMA（42 例）与低位结扎 IMA（61 例）的效果差异，发现在结肠残端缺血性改变方面，低位结扎要明显优于高位结扎组患者（残端缺血：0 *vs.* 9.5%，*P*=0.025），而在手术时间、术中出血量、术后并发症发生率和术后恢复方面，两者没有统计学差异。

王庆广等学者将 128 例患者随机分为 IMA 高位结扎和低位结扎，结果显示两者在淋巴结清扫数目方面没有显著差异，低位结扎组术后 3 个月的日排便次数明显少于高位结扎组（3 次 *vs.* 5 次，*P*=0.035），而且术后 1 年使用泻剂的比例，低位结扎组也要低于高位结扎组的患者（1.7% *vs.* 11.3%，*P*=0.038）。研究者认为低位结扎组可以更好地保护患者的排便功能，这可能与低位结扎后吻合口血供更充分、吻合口瘢痕组织更少、肠管受储存粪便刺激更小有关。

Hinoi 等对日本 28 家顶级医院的 888 例行腹腔镜辅助中低位直肠癌根治手术病例的数据进行了统计分析，发现 LCA 保留组的吻合口漏发生率显著低于 LCA 不保留组（7.1% *vs.* 14.5%，*P*=0.024），而两组患者的总体生存率却没有差异。而最新的另一项来自日本的大样本研究（纳入 447 例患者）也认为，尽管 LCA 保留组的手术时间明显延长（287 min *vs.* 245 min，*P*=0.04），出血量增多（78g *vs.* 48g，*P* < 0.0001），但是吻合口漏发生率却显著降低（1.6% *vs.* 10.0%，*P*=0.0043）。而一篇 2018 年发表的 Meta 分析也发现保留 LCA 可以降低吻合口漏发生率和术后总体并发症发生率。

目前大部分的研究仍然支持保留 LCA 可以改善近端结肠的

血供，减少吻合口漏的发生，但是仍需要前瞻性研究的进一步验证。

（2）对淋巴结清扫及远期预后的影响

IMA 的高位结扎可以更加有效地清扫该区域的淋巴结，这也是临床中多采用高位结扎的缘故。日本结直肠肿瘤学会在 2013 年发布的第 8 版指南中指出：pT3/T4 期乙状结肠癌中，IMA 根部淋巴结转移率仅为 3.6%，pT3/T4 期直肠癌中此处淋巴结的转移率为 5.1%。因此，清扫该组淋巴结是否能使患者真正获益也是一个争议的焦点。国内学者发现 IMA 的高位结扎虽然在术后并发症、生存率和肿瘤复发率上与低位结扎差异不大，但是可以推迟肿瘤复发的时间。

但是我们认为，只要经过大量手术病例的经验积累，合理利用先进的能量器械平台，术中解剖定位明确、操作小心，低位结扎 IMA 完全可以达到与高位结扎相同的淋巴结清扫效果，而且患者的远期预后并不会受到影响。

日本学者 Yamamoto 等回顾性分析了 211 例腹腔镜进展期（≥ T3）乙状结肠癌、直乙交界癌根治术的病例资料，其中 91 例在术中高位结扎 IMA，120 例低位结扎 IMA，随访结果显示：两组患者的 5 年总体生存率 [Ⅱ 期：（高位，94.8%）*vs.*（低位，91.8%），*P*=0.920；Ⅲ 期：（高位，88.3%）*vs.*（低位，86.9%），*P*=0.989] 和无复发生存率 [Ⅱ 期：（高位，93.0%）*vs.*（低位，87.6%），*P*=0.540；Ⅲ 期：（高位，71.4%）*vs.*（低位，69.8%），

P=0.637] 均没有差异，低位结扎组的手术时间并没有延长，其中Ⅱ期：[高位，230（135～460）min] vs. [低位，230（145～415）min]，P=0.743；Ⅲ期：[高位，217（150～395）min] vs. [低位，195（130～320）min]，P=0.176。淋巴结清扫数目包括 IMA 根部淋巴结数目、中转开腹率、恢复正常饮食时间、住院时间及术后并发症发病率方面均没有差异。

最新的荟萃分析结果显示高位结扎并不能使患者获益，而大量的临床研究也发现 IMA 根部淋巴结转移率不足 5%。而且低位结扎并不意味着 IMA 根部淋巴结清扫的放弃。在助手有效配合的前提下，充分暴露 IMA 主干区域，可对此处的淋巴结进行彻底地清扫。

2016 年日本学者 Yasuda 等回顾性分析了 1997—2007 年 10 年间共 189 例结直肠癌行根治性手术病例，并对患者进行了远期随访观察。其中 42 例（17 例乙状结肠癌、8 例直乙交界结肠癌、10 例上端直肠癌、7 例下端直肠癌）行 IMA 高位结扎，147 例（56 例乙状结肠癌、30 例直乙交界结肠癌、36 例上端直肠癌、25 例下端直肠癌）行 IMA 低位结扎，结果显示：两组患者的基线水平相当，在低位结扎组中，T1～T4 和 N1～N2 的患者均有分布，低位结扎组手术时间并不长于高位结扎组（190 min vs. 204 min，P=0.425），淋巴结清扫数目（13 枚 vs. 15.5 枚，P=0.184）、并发症发生率（17% vs. 19%，P=0.759）也没有显著差异；在远期生存方面，低位结扎组和高位结扎组 5 年总体生存率（80.3% *vs.* 82.4%，*P*=0.639）和无复发生存率（76.2% *vs.* 75.6%，*P*=0.954）无统计学差异，而亚组分析中对于有淋巴结转移的患者，两种手术方式也没有造成远期预后的差异。另外，在多因素生存分析中 IMA 结扎位置也与预后不相关。

2018 年最新发表的一篇 Meta 分析，总共纳入了 1990 年至 2017 年之间的 8 项研究，结果分析显示：无论是吻合口漏发生率，还是淋巴结清扫数量，以及患者的远期生存，高位结扎和低位结扎并没有显著差异。

以上最新研究结果说明低位结扎 IMA 保留 LCA 的手术方式并不会影响淋巴结的规范化清扫和患者的远期预后生存，但是仍需要设计良好的前瞻性随机对照研究进行验证。

（3）神经损伤

以往的研究认为在 IMA 根部无自主神经分布，在术中对根部进行结扎不会损伤盆腔自主神经，有利于保护患者的术后排尿功能和性功能。另外，IMA 的解剖变异性较大，低位结扎 IMA 容易损伤血管和神经，影响吻合口的供血和神经功能。

然而也有学者研究发现 IMA 根部与上腹下丛左侧束支关系密切，此处并没有所谓的"天窗"空白点，因此，从根部结扎会损伤神经组织，尤其增加了对腹下自主神经损伤的可能性。而且从根部结扎会导致直肠较长距离的失神经支配，从而导致结肠收缩功能降低，排便功能受损。

一项针对结肠憩室良性疾病行左半结肠切除术的前瞻性

RCT 研究发现：高位结扎 IMA 可以显著损伤患者术后的排便功能，患者术后排便功能异常发生率明显高于低位 IMA 结扎组患者。研究者分析这是因为在 IMA 根部结扎血管，会损伤甚至离断上行或下行的神经纤维，使结肠残端失去神经支配，功能丧失，从而影响患者的排便功能。

（4）手术难度和手术时间

一般左半结肠手术多采取由内侧向外侧的手术路径，该路径比较有利于高位结扎 IMA，而保留 LCA 对术者的要求较高，特别是在腹腔镜手术中，清扫 IMA 和 LCA 背侧的淋巴结有一定的难度，手术时间更长，也容易造成血管的损伤。

有学者认为高位结扎比低位结扎游离的肠段长度更长（10 cm），因此，高位结扎后消化道重建的操作更简单；而保留 LCA 后，结肠的游离不够充分，容易造成吻合口的张力过高，且手术难度增加，手术时间延长。

Ge 等学者对连续 36 例乙状结肠 / 直肠癌患者（术前未行放疗或化疗）行腹腔镜根治手术，在术中保留 IMA、LCA 和 SRA，结果显示保留 LCA 的手术是安全可行的，手术平均时间 200（160～300）min，术中平均出血量为 50 mL，淋巴结清扫数目 17（10～35）枚，无中转开腹病例，术后无吻合口漏发生，仅两例患者发生了肺炎，术后疼痛评分（2.5±0.5）分，排气时间（2.8±1.5）d，平均住院时间为（10.8±4.6）d。这说明在腹腔镜乙状结肠 / 直肠癌手术中保留 LCA 是安全、可行的，不会影响手术的难度和时间。

Huang 等学者在 50 例机器人直肠癌根治术中采用了低位结扎 IMA 的方法，且这 50 例患者在术前都接受了同步放化疗，结果手术效果良好，淋巴结清扫彻底，术后吻合口漏发生率仅为 2%，平均住院日为 6 d，患者术后恢复良好，无肿瘤复发。这说明在机器人手术中依然可以采用低位结扎 IMA 的手术方式，且术前的放疗或化疗并不会影响手术方式的选择。

日本学者 Mihara 等对 862 例结直肠癌手术患者的资料进行了回顾性的分析，其中 745 例患者在术中采用低位结扎 IMA 的术式，117 例患者采用高位结扎 IMA。结果发现高位结扎组手术时间更长（287 min $vs.$ 215 min，$P < 0.001$），术中失血更多（595 mL $vs.$ 235 mL，$P < 0.001$），手术相关的并发症发生率更高（53.0% $vs.$ 38.%，$P=0.003$），特别是泌尿系统功能异常（11.1% $vs.$ 4.0%，$P=0.001$）和腹腔脓肿的发生率（6.8% $vs.$ 2.6%，$P=0.01$）要高于低位结扎组，术中住院时间更长。

2019 年发表的一项来自日本的 RCT 研究发现高位结扎 IMA 与低位结扎 IMA 之间无显著差异。该研究总共纳入了 331 例患者，随机分为高位结扎组和低位结扎组，结果显示：在吻合口漏发生率、手术时间、淋巴结清扫数目、术后住院天数、患者预后方面，两组无任何差异，高位结扎组仅术后肠梗阻发生率高于低位结扎组（3.7 $vs.$ 0，$P=0.043$）。

我们认为在保留 LCA 后，由于血供更加充分，保留的近端结肠更多，有充足的肠管可以进行无张力吻合，且在熟练操作后，手术时间并不会显著延长。

69. 保留左结肠血管的适宜对象

IMA 及其分支的解剖学分型可以分为 4 型：Ⅰ型：直肠上动脉乙状结肠动脉共干型，左结肠动脉首先从肠系膜下动脉分出，而至乙动脉共干分出；Ⅱ型：左结肠动脉乙状结肠动脉共干型，肠系膜下动脉率先分出左乙动脉的共干支，然后再分为两支；Ⅲ型：三支动脉共干型，三支动脉从同一点分出；Ⅳ型：左结肠动脉缺如型。各型的比例分别为 38%、12%、45% 和 5%。Ⅰ型和Ⅲ型在临床中较为常见，从根部解剖分离 IMA 较为容易，保留 LCA 的难度不大。当 LCA 从远离 IMA 根部的位置发出或 LCA 从乙状结肠动脉发出时，这时血管的游离难度较大，而且在上述解剖位置下，LCA 的血液供应比例较低，保留 LCA 的意义不大。

有学者在术中结扎 IMA 前，首先利用血管钳夹闭动脉，然后观察乙状结肠系膜血管的搏动及血供情况。如果血运良好，可从高位结扎 IMA；如果血运不佳或未见搏动，应保留 LCA，以保证吻合口处肠管的血液供应。

总结目前的文献研究结果和笔者中心的病例，认为具备以下条件的患者需要在术中尽量保留 LCA。①乙状结肠、直乙交界肿瘤；②术前 CT 血管重建或术中发现 Griffiths 点的边缘血管弓薄弱或中断；③ Riolan 动脉环直径较细或缺如；④有血管动脉粥样硬化等血管性疾病的患者；⑤患有糖尿病等基础疾病，严重影响血管正常生理结构；⑥全身营养状况较差，低蛋白血症患者；⑦有肝、肾功能损伤；⑧高龄患者；⑨有感染性疾病或全身免疫功能低下；⑩术前肠道准备不足或术前行新辅助治疗；⑪ 术中损伤到近端结肠的边缘动脉；⑫肿瘤直径较大，需要切除更多肠管，做结肠脾曲或横结肠直肠吻合的患者。

一切手术的前提是保证手术的安全性和有效性。如果术中进行 IMA 及其分支血管解剖分离时，因操作不慎造成血管损伤出血，且出血无法控制时，则应立即从根部结扎 IMA。如手术团队在保留 LCA 的情况下清扫 IMA 根部淋巴结的经验不足，也不应为了保留 LCA 而放弃淋巴结清扫的规范性。当然如果手术团队经验丰富，术前准备充分，本着"损伤最小"的原则，可以放宽保留 LCA 的手术指征，对一些身体条件良好、不易发生肠道缺血的患者仍可保留 LCA，从而更好地促进患者的术后肠道功能恢复。

70. 保留左结肠血管手术的注意事项

（1）手术操作技巧

研究发现当患者为男性、IMA 在 L4 水平从腹主动脉分出、LCA 从 IMA 独立发出或 LCA 位于肠系膜下静脉内侧（IMA 根部水平线）时，LCA 与 IMA 的距离要小于 40 mm。此时在沿

IMA 血管主干分离时应特别小心，否则容易伤到 LCA。在保留 LCA 的手术中，建议主刀左手持分离钳打开 IMA 血管鞘，向远心端分离，注意在激发超声刀时，让非工作刀头接触血管，从而避免血管的热损伤。

在结扎 IMV 时应当仔细操作，组织分离清楚，因为在 IMV 根部附近有 Riolan 动脉环和一些侧支动脉分布，被称为"关键三角区域"，由 IMV、胰腺下缘和 LCA 组成。如果操作不仔细，会损伤到上述动脉，造成左侧结肠的供血不足。

Patroni 等学者也通过术前的血管重建 CT 发现超过 2/3 左半结肠癌患者的 LCA 是从 IMA 单独发出的，而且 IMA 根部（从腹主动脉发出点）与 LCA 根部（从 IMA 发出点）之间的平均距离为（39.8±12.2）mm，这类解剖结构有利于术中 LCA 的保留，但 66% 的患者 IMV 和 LCA 在胰腺下缘位置处的相互距离小于 20 mm。而以往在保留 LCA 的手术中多采用双结扎 IMV 的方法（在离断 IMA 的位置离断 IMV，同时在胰腺下缘离断 IMV），因为双结扎法可以获得更长的结肠肠管（多获得的长度为 2～3 cm），不过这样很容易损伤到 LCA，因此，在保留 LCA 的手术中采用单次结扎 IMV 的方法显得更为安全、可靠。但是这并不是绝对的，如果手术团队经验丰富，术中血管位置明确 / 解剖清晰，术者也可以根据自己的经验选择离断 IMA、IMV 的位置和方式，最终的目的是要达到 LCA 的保留。

在吻合的过程中如果近端的降结肠下拉困难，可以在离断

IMV 后，继续向胰腺尾侧游离 Toldt 间隙，并紧贴胰腺下缘向脾曲剪开降结肠系膜，方便降结肠的下降，如仍无法达到无张力吻合，可继续游离结肠脾曲。在离断降结肠系膜时，应在 IMV 附近的无血管区操作，避免结肠边缘动脉的损伤。

（2）新术式和新技术的运用

与开腹手术不同，腹腔镜手术的操作有一定局限性。术中如果发现近端结肠血运不良，就需要切除血供不良的肠管，这对腹腔镜手术的技术要求较高。因此，在腹腔镜手术中应尽量保留肠管的供应血管。目前在腹腔镜乙状结肠癌或直肠癌的手术中，常用的手术路径是以 IMA 根部或骶骨岬为标志的中间入路。该入路下清扫 LCA 和 IMA 背侧的淋巴结较为困难，需要耗费一定时间。不过在一定临床手术量的积累及手术团队的积极配合下，该入路也能很好地完成淋巴结的清扫，同时并不延长手术时间。而最近郑民华等学者提出了新的头侧中间手术路径，该路径是以 IMV 和屈氏韧带为解剖标志，在 IMA 头侧、腹主动脉左前方打开降结肠系膜，进入 Toldt 间隙，再分离暴露 IMA 和 LCA，这种新型入路可以更好地辨认 LCA 和 IMA 的解剖关系，为保留 LCA 提供了更大的便利，也利于 LCA 和 IMA 背部淋巴结的清扫。

另外，在保留 LCA 的前提下，为了更好地清扫 IMA 根部的淋巴结，有学者改变了腹腔镜手术传统五孔法其中一个穿刺套管针的穿刺位置，将左侧锁骨中线脐上 1 ～ 2cm 处的套管针移至耻骨上区正中位置，从此孔放入能量设备进行 IMA 根部淋巴结的清扫，这样从此孔进入的能量设备与 IMA 相平行，在分离切割组织时可以充分利用器械的长度，结果显示：行新套管针位置的患者（15 例）与传统五孔法的患者（7 例）相比，术中失血更少 [（40.0±39.8）mL *vs.*（95.7±81.0）mL，$P < 0.05$]，手术时间更短 [（250.0±55.7）min *vs.*（353.4±80.2）min，$P < 0.05$]，而淋巴结数目没有显著差异，两组均无中转开腹及淋巴结清扫相关并发症（如出血等）发生。

日本学者 Miyamoto 等在腹腔镜结直肠癌根治术前对患者行多排螺旋 CT 扫描，进行腹部血管的三维重建，明确 IMA 及其分支的位置和各分支血管的距离。同时外科医生在手术时也能通过大屏幕看到血管的三维重建图像，从而指导术中的操作。研究者在连续 46 例患者中采用此种方法，都取得了不错的效果，他们认为这种三维血管解剖成像技术能够帮助外科医生在术中更好地对关键位置的血管进行定位，有利于血管的骨骼化剥离操作，淋巴结清扫彻底，在保留 IMA 和 LCA 的同时并不影响手术的安全性。

尽管保留 LCA 可以保证吻合口处肠管的充足血供，但前提条件是一定要保证肿瘤根治的彻底性和手术的安全性。腹腔镜手术由于视野放大的缘故，术者可以更加细致地观察血管的走形和变化情况，血管的裸化和淋巴结的清扫更加彻底，有助于 LCA 的保留。

　　肿瘤根治手术的关键是足够的标本切缘距离和充分的淋巴结清扫。以往外科医生愿意选择从根部结扎 IMA 的原因：可以更好地清扫 IMA 根部附近的淋巴结、游离左半结肠，更方便地完成无张力吻合，且手术操作简单，手术时间短。而支持保留 LCA 低位结扎 IMA 的医生认为此种术式可以更好地维持结肠残端的血供，减少术后并发症的发生，特别是对于有血管病变、肥胖和老年患者，术后更容易出现结肠肠管的供血不足和肠管坏死。另外，在根部结扎 IMA 还会损伤到腹腔自主神经丛，从而影响患者的泌尿生殖功能。随着手术技术的成熟和器械设备的进步，保留 LCA 手术的难度逐渐下降，更多的医生能够成功完成保留 LCA 的结肠癌根治手术。有文献报道在机器人手术中，利用近红外荧光成像技术对血管位置进行实时定位，可以在保留 LCA 的同时更好地进行淋巴结清扫，这项技术的开发利用将更有利于低位结扎 IMA 手术技术的推广。

　　2019 年发表的一篇 Meta 分析研究比较了在结直肠癌手术中高位结扎 IMA 和低位结扎 IMA 之间的差异，结果显示：低位结扎组在淋巴结清扫数目、肿瘤复发及患者预后等方面与高位结扎组没有显著差异，但吻合口漏发生率更低，对泌尿系统的功能影响更小，应当作为结直肠恶性肿瘤手术的首选手术方式。

　　意大利学者 Mari 等在 2015 年开展了一项多中心随机对照研究，用于比较在腹腔镜低位直肠切除术中高位结扎与低位结扎 IMA 在泌尿生殖系统功能异常、吻合口漏及肿瘤根治效果方面的差异。2019 年该研究结果公布，他们发现低位结扎 IMA 可以更好地保留泌尿生殖系统功能，而在患者远期预后及吻合口漏发生方面，两种方式没有区别。因此，在术中条件允许的情况下，低位结扎 IMA 保留 LCA 或许是一种更佳的临床决策。

（姚宏伟　边识博　整理）

参考文献

1. 臧潞，马君俊，郑民华. 直肠癌根治术中保留左结肠动脉对吻合口漏及手术时间的影响. 中华胃肠外科杂志，2016，19（4）：386-387.

2. RUTEGÅRD M, HASSMÉN N, HEMMINGSSON O, et al.Anterior Resection for Rectal Cancer and Visceral Blood Flow：An Explorative Study.Scand J Surg, 2016, 105（2）：78-83.

3. 张鲁阳，臧潞，马君俊，等. 腹腔镜直肠癌根治术中保留左结肠动脉的临床意义. 中华胃肠外科杂志，2016，19（8）：886-891.

4. 王庆广，张彩坤，张豪英，等. 肠系膜下动脉结扎水平对直肠癌术后排粪功能的影响. 中华胃肠外科杂志，2015，18（11）：1132-1135.

5. HINOI T, OKAJIMA M, SHIMOMURA M, et al.Effect of left colonic artery preservation on anastomotic leakage in laparoscopic anterior resection for middle and low rectal cancer. World J Surg, 2013, 37（12）：2935-2943.

6. KATO H, MUNAKATA S, SAKAMOTO K, et al.Impact of Left Colonic Artery Preservation on Anastomotic Leakage in Laparoscopic Sigmoid Resection and

Anterior Resection for Sigmoid and Rectosigmoid Colon Cancer.J Gastrointest Cancer, 2018. Epub ahead of print.

7. ZENG J, SU G. High ligation of the inferior mesenteric artery during sigmoid colon and rectal cancer surgery increases the risk of anastomotic leakage: a meta-analysis. World J Surg Oncol, 2018, 16 (1): 157.

8. 秦长江, 宋新明. 肠系膜下动脉的高位结扎. 中华胃肠外科杂志, 2016, 19 (8): 884-885.

9. YAMAMOTO M, OKUDA J, TANAKA K, et al. Oncological impact of laparoscopic lymphadenectomy with preservation of the left colic artery for advanced sigmoid and rectosigmoid colon cancer.Dig Surg, 2014, 31 (6): 452-458.

10. YASUDA K, KAWAI K, ISHIHARA S, et al. Level of arterial ligation in sigmoid colon and rectal cancer surgery.World J Surg Oncol, 2016, 14: 99.

11. YANG Y, WANG G, HE J, et al. High tie versus low tie of the inferior mesenteric artery in colorectal cancer: A meta-analysis. Int J Surg, 2018, 52: 20-24.

12. GURAYA S Y. Optimum level of inferior mesenteric artery ligation for the left-sided colorectal cancer. Systematic review for high and low ligation continuum.Saudi Med J, 2016, 37 (7): 731-736.

13. MURONO K, KAWAI K, KAZAMA S, et al. Anatomy of the inferior mesenteric artery evaluated using 3-dimensional CT angiography.Dis Colon Rectum, 2015, 58 (2): 214-219.

14. YANG X F, LI G X, LUO G H, et al. New insights into autonomic nerve preservation in high ligation of the inferior mesenteric artery in laparoscopic surgery for

中国医学临床百家

colorectal cancer.Asian Pac J Cancer Prev, 2014, 15 (6) : 2533-2539.

15. CAMPBELL A, MACDONALD A, OLIPHANT R, et al. Neurovasculature of high and low tie ligation of the inferior mesenteric artery.Surg Radiol Anat, 2018, 40 (12) : 1343-1348.

16. MASONI L, MARI F S, NIGRI G, et al. Preservation of the inferior mesenteric artery via laparoscopic sigmoid colectomy performed for diverticular disease: real benefit or technical challenge: a randomized controlled clinical trial.Surg Endosc, 2013, 27 (1) : 199-206.

17. BONNET S, BERGER A, HENTATI N, et al. High tie versus low tie vascular ligation of the inferior mesenteric artery in colorectal cancer surgery: impact on the gain in colon length and implications on the feasibility of anastomoses.Dis Colon Rectum, 2012, 55 (5) : 515-521.

18. GE L, WANG H J, WANG Q S, et al.The Surgical Technique of Laparoscopic Lymph Node Dissection Around the Inferior Mesenteric Artery with Preservation of Superior Rectal Artery and Vein for Treatment of the Sigmoid and Rectal Cancer.J Laparoendosc Adv Surg Tech A, 2017, 27 (2) : 175-180.

19. HUANG C W, YEH Y S, SU W C, et al. Robotic surgery with high dissection and low ligation technique for consecutive patients with rectal cancer following preoperative concurrent chemoradiotherapy.Int J Colorectal Dis, 2016, 31 (6) : 1169-1177.

20. MIHARA Y, KOCHI M, FUJII M, et al. Resection of Colorectal Cancer With Versus Without Preservation of Inferior Mesenteric Artery.Am J Clin Oncol, 2017, 40

（4）：381-385.

21. FUJII S，ISHIBE A，OTA M，et al. Short-term and long-term results of a randomized study comparing high tie and low tie inferior mesenteric artery ligation in laparoscopic rectal anterior resection：subanalysis of the HTLT（High tie vs. low tie）study.Surg Endosc，2019，33（4）：1100-1110.

22. 潘凯. 腹腔镜结直肠癌根治术中结肠血管变异的应对措施. 中华胃肠外科杂志，2013，16（10）：944-946.

23. PATRONI A，BONNET S，BOURILLON C，et al.Technical difficulties of left colic artery preservation during left colectomy for colon cancer.Surg Radiol Anat，2016，38（4）：477-484.

24. 郑民华，马君俊，臧潞，等. 头侧中间入路腹腔镜直肠癌根治手术. 中华胃肠外科杂志，2015，15（8）：835-836.

25. HIGASHIJIMA J，SHIMADA M，IWATA T，et al. New ports placement in laparoscopic central lymph nodes dissection with left colic artery preservation for sigmoid colon and rectal cancer . The journal of medical investigation（JMI），2015，62（3-4）：223-227.

26. MIYAMOTO R，NAGAI K，KEMMOCHI A，et al.Three-dimensional reconstruction of the vascular arrangement including the inferior mesenteric artery and left colic artery in laparoscope-assisted colorectal surgery.Surg Endosc，2016，30（10）：4400-4404.

27. BAE S U，MIN B S，KIM N K. Robotic Low Ligation of the Inferior Mesenteric Artery for Rectal Cancer Using the Firefly Technique.Yonsei Med J，2015，

56（4）：1028-1035.

28. SI M B，YAN P J，DU Z Y，et al. Lymph node yield，survival benefit，and safety of high and low ligation of the inferior mesenteric artery in colorectal cancer surgery：a systematic review and meta-analysis.Int J Colorectal Dis，2019，34（6）：947-962.

29. MARI G，MAGGIONI D，COSTANZI A，et al. "High or low Inferior Mesenteric Artery ligation in Laparoscopic low Anterior Resection：study protocol for a randomized controlled trial"（HIGHLOW trial）.Trials，2015，16：21.

30. MARI GM，CRIPPA J，COCOZZA E，et al.Low Ligation of Inferior Mesenteric Artery in Laparoscopic Anterior Resection for Rectal Cancer Reduces Genitourinary Dysfunction：Results From a Randomized Controlled Trial（HIGHLOW Trial）.Ann Surg，2019，269（6）：1018-1024.

结直肠癌手术数据库的建立和应用

　　结直肠癌的发病率和死亡率逐年上升，2015 年中国肿瘤数据统计研究显示，结直肠癌发病率位居肿瘤谱的第 5 位，估算每年新发结直肠癌患者达 37.6 万例，结直肠癌死亡患者达 19.1 万例。结直肠癌是国人面临的巨大健康威胁之一，手术治疗是最重要的方法之一。然而目前国内尚无结直肠癌手术病例全国性数据资料。完整的数据资料，一方面能够给患者制定个体化精细化的治疗随访策略；另一方面能为未来该疾病的研究治疗提供更多数据。研究模式需要从单中心数据的简单储存，转变为全国性、有组织、有规范、有要求的数据库登记。

　　对于结直肠癌临床数据库的建立应用，国内已有许多中心先行探索，但是全国性的结直肠癌数据库一直未能成功有效地运行，重要原因是资源、技术、观念的欠缺。近年来，随着大数据建设的日趋重要，全国性结直肠癌手术数据库建设迫在眉睫，在张忠涛教授的牵头下，中华医学会外科学分会结直肠外科学组于

2017 年 9 月成立"中国结直肠外科大数据研究协作组（Chinese Task Force of Colorectal Big Data，C-CBD）"，设计并建立"中国结直肠癌手术信息系统（Chinese Colorectal Cancer Database，CCCD）"电子数据库（www.c-cbd.cn）。从临床资料入手，依托全国几十家全国性、区域性医疗中心，采取医院肿瘤登记的形式，采集、储存、分析、分享数据。在结直肠癌领域方面，为医院管理、临床诊治效果评价、科研、交流和继续教育等提供非常重要的依据，并能较大地提升医院管理、临床和科研水平。同时也作为人群肿瘤登记的基础，努力为政府卫生预防管理机构掌握结直肠癌规律与特征、评价肿瘤的危害性和防控效果、确定肿瘤防控重点与对象提供参考和支持，为相关研究提供基础资料、促进国际交流，为癌症防控提供科学依据等具有非常重要的意义和作用。

目前为止，CCCD 已建立并运行 1 年有余，数据库的内容如下。

（1）患者基本信息

性别、年龄、住院天数、身高、体重、BMI、伴随疾病、WHO 身体状态评估等。

（2）术前资料

肛诊及肠镜结果，MRI、CT 检查，肿瘤基线 cTNM 分期，术前新辅助治疗情况，新辅助治疗后 ycTNM 分期，经肛门超声内镜结果。

（3）手术资料

手术基本信息：手术日期、手术方式、肠系膜下动脉结扎部位、ASA 评分、出血量、术中输血、总手术时间、腹部手术时间、吻合部位距肛缘距离、吻合器吻合方式、吻合器直径、手吻吻合方式、是否盆腔引流。

（4）术后资料

镇痛方法、并发症状况、二次手术或放射介入治疗。

（5）病理结果

标本完整性、是否穿孔、pTNM 分期、脉管癌栓、是否 R0 切除、淋巴结收获数、肿瘤最大径线、肿瘤下极距远端切缘距离、肿瘤最深部距 CRM 最小距离、肿瘤退缩分级（tumor regression grade，TRG）。

（6）出院结果

术后住院时间、造口还纳情况、辅助放化疗情况。

（7）随访

生存情况、复发转移情况、出院后晚期并发症。

数据库的内涵建设尤为重要，对于一个长期运行并实现产出的数据库，数据质量的管理则是另一主要任务。根据我们的经验，为了实现数据质量的把控，需要从以下几个方面入手。

（1）临床规范

①根据需要收集的临床资料，定期开展区域内各中心的资质培训，制定结直肠癌临床病历书写规范，详细、准确、全面记录临床资料；②推进结直肠癌手术操作规范，以避免因手术操作而影响研究观察结果。

（2）随访团队

①随访人员：主治医师、科研秘书及临床协调员（clinical research coordinator，CRC）等；②随访方式：病房随访、门诊随访、电话随访、微信随访相结合。

（3）数据质量

①网络数据的收集前，对填写人员进行统一培训，规范数据记录及书写；②所有参与研究人员均应接受并完成临床试验管理规范（good clinical practice，GCP）培训，并取得有效期内的证书；③制定临床资料及样本收集标准操作规程（SOP）：根据本项目方案，制定入组 SOP、患者随访 SOP、样本采集 SOP 等标准化流程，并在研究开始前对所有参与研究人员进行统一培训；④设立例会制度，定期讨论检查，确保研究顺利进行。

（4）数据管理

①定期进行数据清理工作，主要包括：a. 漏缺数据检查；b. 入选标准检查；c. 逻辑性检查；d. 离群数据检查；e. 时间窗检查。项目管理者对数据进行定期检查，形成可疑数据表，和研究者沟通解决疑问，对数据进行修正、补充。②完成编码后的数据将由项目经理、数据统计师及主要研究者共同进行审核，并就其中存在的可能对分析评价产生影响的问题做出决定。

（5）数据安全及保密

①中国结直肠癌数据库建立基于阿里云服务器，开发具有信息安全管理体系认证的权威证书；②完整的数据安全保护体系；

③本数据库为多中心数据库，不同中心初始无权浏览其他中心录入数据，符合一定条件后将享有数据库数据使用权。然而使用过程中也严格保密患者信息，不同中心之间使用数据时无法获得其他中心患者身份信息。

（6）数据权限

①数据录入人员：负责录入数据、答复数据质疑、修改错误数据；②数据监察员：负责原始文档核对；③主要研究者：负责审核 CRF 表的准确完整，并电子签名确认；④数据稽查员：负责数据质量稽查。

截止 2019 年，CCCD 数据库已覆盖全国 50 家中心，共登记录入超过 7 万例结直肠癌病例。登记的信息包含了最基本的变量，可为未来的研究直接提供部分信息。同时，对于一些更加专、精、前沿的领域，我们也需要额外专门的数据库来支持我们在该些领域迅速高质量积累数据，在国际舞台上发声。

比如同样依托于中华医学会外科学分会结直肠学组，张忠涛教授还牵头成立了"中国 TaTME 临床研究协作组（C-TaTME）"，建立了"中国 TaTME 病例登记协作研究（Chinese TaTME Registry Collaborative，CTRC）数据库"，网址 www.chinese-tatme.cn。该数据库针对目前结直肠领域备受瞩目的术式——经肛门全直肠系膜切除术，收集更加全面、更加精细、有针对性的变量。其变量如下。

（1）患者基本信息

性别、年龄、住院天数、身高、体重、BMI、伴随疾病、

中国医学临床百家

WHO 身体状态评估等。

（2）术前资料

①肛诊及肠镜：肿瘤下极距肛缘距离、肿瘤方位、环周侵犯范围、肠镜病理结果等；② MRI 检查：MRI-T 分期及 N 分期、环周切缘、壁外血管侵犯（EMVI）、肿瘤下极距直肠肛管接合部 / 耻骨直肠肌距离、直肠肛管接合部 / 耻骨直肠肌距肛缘距离、邻近器官受侵；③术前治疗：肿瘤基线 cTNM 分期、术前新辅助治疗情况、新辅助治疗后 ycTNM 分期；④直肠肛管测压结果；⑤经肛门超声内镜结果。

（3）手术资料

①手术基本信息：手术日期、手术方式、肠系膜下动脉结扎部位、ASA 评分、出血量、术中输血、腹部会阴部手术是否同时进行、总手术时间、腹部手术时间、会阴部手术时间；②吻合：吻合部位距肛缘距离、吻合器吻合方式、吻合器直径、手吻吻合方式、是否盆腔引流；③腹部操作：是否脾曲游离、手术方式、是否中转开腹、能量设备、是否预防造口、前方分离深度、后方分离深度、术中问题及困难；④会阴部操作：平台、充气装置、会阴部切除、荷包距肛缘距离、会阴部中转开放、能量设备、术中问题。

（4）术后资料

镇痛方法、并发症状况、二次手术或放射介入治疗。

（5）病理结果

标本完整性、是否穿孔、pTNM 分期、脉管癌栓、是否 R0 切除、淋巴结收获数、肿瘤最大径线、肿瘤下极距远端切缘距离、肿瘤最深部距 CRM 最小距离、肿瘤退缩分级反应。

（6）出院结果

术后住院时间、造口还纳情况、辅助放化疗情况。

（7）随访

最近临床接触、复发转移情况、生存情况、出院后晚期并发症。

依托上述两大数据库，每年在中华医学会外科学分会结直肠外科学组年会上发表年报，展现数据库的建设成果及存在问题。组织编写中国《直肠癌经肛全直肠系膜切除专家共识及手术操作指南（2017 版）》，而《直肠癌经肛全直肠系膜切除专家共识及手术操作指南（2019 版）》已于 2019 年中国外科周期间发布。同时依托数据库资源，与欧美、日韩相关学会建立起更加紧密的合作关系。张忠涛教授牵头中国区加入欧洲腔镜外科学会（European Association for Endoscopic Surgery，EAES）主席和荷兰 AUMC 医学中心外科主任 H.Jaap Bonjer 教授的全球 COLOR Ⅲ研究。同进，张忠涛教授和 H.Jaap Bonjer 教授共同牵头的 COLOR Ⅳ研究正在推进中。

数据库未来能为我们提供的信息量是庞大的。数据库运行是一个长期的、需要定期更新的、组织性强的工作，在运行维护方面投入越大，把控越严，则其相应产出的价值量越高。目前国际范围内美国、日本、法国、荷兰、瑞典、意大利等均有正在运行的国家水平的结直肠癌数据库，荷兰、美国等数据库的产出量大、数据质量较高。我国的结直肠癌手术数据资源无疑是最庞大的，如何提高数据质量、"构建健康中国大数据"则是一项非常艰难却必须完成的重要任务。

（姚宏伟　李　俊　安勇博　整理）

结肠癌手术示踪技术的应用

结肠癌是消化系统常见的恶性肿瘤之一，发病率呈逐年上升趋势，外科手术是结肠癌的重要治疗手段。近年来，结肠癌的切除率、根治切除率均明显上升，手术死亡率明显下降，部分得益于术中示踪技术的应用和"精准手术"理念的提出。将示踪技术应用于结肠癌手术包括：①结肠癌区域淋巴结清扫，可使结肠癌根治术的淋巴结清扫更合理、规范，从而降低术后复发风险；②对结肠吻合口血运评估，可能降低吻合口漏的发生，显著优化结肠癌患者近期、远期预后，提高术后存活率。以下结合笔者中心的经验，具体对上述两方面进行阐述。

71. 结肠癌手术示踪技术在结肠癌区域淋巴结清扫及预后中的价值

结肠癌淋巴结转移是决定术后综合治疗的重要依据，也是影响患者预后的独立因素。而淋巴结转移的准确评估依赖于足够数量的淋巴结检出。NCCN 指南推荐，结直肠癌患者至少需要病理检出 12 枚淋巴结。因此，提高结肠癌手术标本的淋巴结检出率具有重要意义。近年来，随着结肠癌手术示踪技术在结肠癌区域淋巴结清扫中的探索、应用、发展，淋巴结检出率得以提高，为准确病理分期和术后辅助治疗方案的制定提供了更准确的依据，从而延长了患者生存期。

（1）纳米碳示踪结肠癌淋巴结技术简介

纳米碳是一种较理想的淋巴示踪剂。在纳米碳示踪技术中，将活性炭制成大小均匀，平均粒径为 150nm，表面积大约为 1480m^2/g，理化性质稳定并且有较强的吸附能力的黑色混悬液，对淋巴组织有较好的亲和力。纳米碳可通过毛细淋巴管开放间隙，借助于注射压力和扩散作用，迅速进入淋巴管，滞留、集聚于淋巴结，使后者染成黑色，实现了肿瘤区域淋巴结活体染色效果，提高淋巴结的检出率。此外，由于机体组织毛细血管内皮细胞间隙仅为 30 ～ 50nm，使得纳米碳不易进入血管。纳米碳也可被巨噬细胞吞噬，使其在淋巴结内聚集，也有助于达到淋巴结示踪的目的。

目前，纳米碳示踪结肠癌淋巴结的具体手术方式尚无统一定论。有学者认为，采用 50mg/mL 纳米碳，于肿瘤周围黏膜下分 3 ～ 4 点，用皮试针头穿刺，在浆膜下潜行一段距离后即可注射，0.15 ～ 0.25mL/ 注射点，缓缓推入，注射后可用纱布轻压穿刺点取出针头以防药液渗漏。对于腹腔镜手术，建议通过辅助切口注射，也可腹腔镜下直接注射。对于腹膜返折下直肠肿瘤，则建议术前经直肠镜在病灶周围黏膜下注入药液。一般认为，注射后约30min，即可解剖、寻找染色的淋巴系统，并且在深部结缔组织、血管旁寻找染色淋巴结。

（2）纳米碳示踪结肠癌淋巴结的临床实用价值

目前国内外已有诸多研究表明，使用纳米碳对结肠癌淋巴结示踪，可使术者通过分辨肿瘤淋巴引流区域中染黑的淋巴结，从而辅助手术医师确定合理切除范围和术中行彻底淋巴结清扫，增加了清扫淋巴结数目，降低不合理的手术创伤，提高了淋巴结清扫的彻底性和规范性，提高结肠癌病理分期的准确性，为后续治疗提供了可靠的依据。

但是纳米碳示踪结肠癌淋巴结尚存争议。有学者提出，随着肿瘤临床分期的增加，淋巴结内细胞可能完全被肿瘤细胞替代，导致淋巴引流通路阻塞，可能影响阳性淋巴结的检出效果。也有学者认为，昂贵的纳米碳与其他价格较低的示踪剂相比，在检出淋巴结转移癌的过程中，尚不能体现出具有统计学差异的优势，却增加了患者医疗费用。因此，纳米碳示踪结肠癌淋巴结这一技术，尚需要大规模、多中心的临床随机对照试验进一步证实，其作用机制也依赖于对结肠癌的生物特性的进一步了解。

综上所述，纳米碳示踪结肠癌淋巴结技术可提高阳性淋巴结检出率，从而优化手术方案，辅助结肠癌临床分期的精确化，从而帮助制定合理的结肠癌后续治疗方案，进而改善患者的预后，可能具有重要意义。但是，这一论点仍然需要多中心的临床随机对照试验进一步证实。

72. 结肠癌手术示踪技术对直肠吻合口血运评估的价值

吻合口漏是直肠癌手术常见的严重并发症，其发生率为2.4% ～ 15.9%，AL 发生后的病死率可高达 16%。近年来，随着全直肠系膜切除手术的推广、腹会阴联合切除手术数量的减少及低位（超低位）吻合的增加，加之微创技术的普及、新辅助治疗策略的实施及器械吻合技术的发展，使得直肠癌术后 AL 持续成为结直肠外科的热点问题。此外，对局部进展期直肠癌患者，新辅助放化疗已被推荐为标准治疗方法，后者可降低直肠癌临床分期，提高低位直肠癌保肛率，增加环周切缘的阴性率。但是，研究表明新辅助放化疗是腹腔镜及开放 TME 手术后 AL 的独立危险因素，其发生率可达 8.5% ～ 23.6%。

诸多研究表明，男性、吸烟、肥胖、肿瘤巨大、患有糖尿病等诸多因素是 AL 发生的高危因素。然而，吻合口血供不足，可能是导致 AL 发生的直接原因。因此，对于上述接受 TME 手术的中低位直肠癌患者，术中准确评估吻合口血流灌注，并且对血供较差者及时改变术中决策及手术方式，可在第一时间降低甚至预防 AL 的发生风险。因此，术中评估吻合口的血供至关重要。

以往，吻合口血供的评估主要依靠术者经验，包括吻合前、后肠管壁的颜色，结肠断端出血情况及可触及的肠系膜动脉搏动。然而，研究表明，仅通过主观感受判断吻合口血运，其准确性不足，导致术者低估了 AL 的风险。因此，一项能够准确预测直肠吻合口血运的技术可能会改善患者预后。近年来，近红外荧光腹腔镜成像技术的应用，即通过吲哚菁绿示踪血液流动情况，实现了肠道血流灌注的可视化，为准确评估吻合口血流灌注提供了新方式。

（1）近红外荧光腹腔镜成像技术简介

近红外荧光腹腔镜成像系统是指利用荧光显像剂收到近红外光照激发后形成的荧光信号，实现术中特定组织的靶向标记或示踪血液流动情况。系统主要包括：对清晰度、近红外照明和成像进行优化的外科腹腔镜；安装在腹腔镜目镜端的高清晰度和近红外成像的摄像头；内窥镜视频处理器、照明器，通过光导纤维电缆提供高清晰度和近红外照，图像处理能生成同步、实时高清晰度的彩色视频和近红外荧光图像。系统连接到医疗级别高清彩色视频监视器，并且所有组件可安装在独立的内窥镜台车上。术者能够通过实时的高清晰度内镜下近红外荧光成像来评估直肠血流灌注，即通过使用显像剂，使得视频图像可通过近红外荧光显像而产生两种显示模式以实现结、直肠血流灌注的可视化：在白光图像上叠加彩色（绿色）和显示黑、白色的近红外荧光图像。

吲哚菁绿是一种无菌的、可溶于水的化合物，获得美国食品和药物管理局批准用于临床已 60 多年，可于静脉或动脉内注射。吲哚菁绿可吸收 800 纳米的近红外光，并发出波长为 830 纳米荧光。吲哚菁绿仅在血管腔室内快速、广泛地与血浆蛋白结合，在 3 ～ 5 min 内被肝脏清除，且目前没有发现其产生其他的代谢产物。此外，吲哚菁绿含不超过 5.0% 碘化钠，对碘化物或碘化造影剂过敏的患者应谨慎使用。灌注应用吲哚菁绿的剂量：建议 25mg 吲哚菁绿与 10mL 灭菌注射用水稀释成浓度为 2.5mg/mL，使用量为 0.1 ～ 0.5mg/kg。

（2）近红外荧光腹腔镜成像技术在直肠癌 TME 中对直肠吻合口血运的评估

TME 术中，应用近红外荧光腹腔镜成像技术，在肠吻合完成前、后分别进行肠管血运评估。近端肠壁离断之前，术者可采用临床判断在白光或可见光下选择切除点，并用仪器或无菌标记笔标出计划的肠切除点。需注意切勿使用单级或双极烧灼，以免破坏肠壁局部血供，最终会导致评估的不准确。决定肠切除部位后，静脉注射吲哚菁绿，用近红外摄像系统观察血管灌注。若吲哚菁绿血管灌注在 60 s 内显像良好，则可判断为肠管血运良好。吲哚菁绿的中位显影时间为 35（29 ～ 44）s，持续时间约为 3 min。记录灌注组织和非灌注组织的界限，并与最初计划的切除点进行比较，沿缺血线离断肠壁。如果评估肠管血运灌注不足，则需考虑改变肠近端横断线至血管灌注良好的部位。

肠吻合术结束后，第二次经外周静脉注射吲哚菁绿，用荧光系统来评价吻合完成后的灌注情况，并评估完成吻合术后肠管浆膜及黏膜的完整性。术者可行标准漏气实验与荧光系统显像作对比，并观察肠壁的血运及外观，以决定是否改变手术策略，如重新进行肠吻合术。

（3）近红外荧光腹腔镜成像技术对直肠吻合口血运评估的价值

目前，在全世界范围内，已有研究对近红外荧光腹腔镜成像技术用于结、直肠癌手术中吻合口血运评估的安全性、可靠性及临床价值进行了探讨。PILLAR Ⅱ研究观察了来自 11 个临床研究中心的 139 例接受结直肠切除术的患者，术中应用近红外荧光腹腔镜成像技术对吻合口血运灌注进行评估，11 例（7.9%）因肠管血运欠佳而改变了手术决策，包括改变近端结肠切除点或吻合口重建，并指出近红外荧光腹腔镜成像技术的使用可能降低 AL 的发生率。2018 年发表于 *British Journal of Surgery* 的多中心、前瞻性Ⅱ期临床研究表明，504 例接受腹腔镜或开腹手术的结直肠癌患者中，应用近红外荧光腹腔镜成像技术改变了 29 例患者手术决策，总体 AL 发生率由 6.8% 降低至 2.5%。其中，直肠低位前切除术（low anterior resection，LAR）后吻合口漏率由 10.3% 降低至 3%。2018 年发表于 *Surgical Endoscopy* 的单中心、347 例回顾性研究对 PILLAR Ⅱ 的结论给予肯定，并进一步指出，近红外荧光腹腔镜成像技术的应用显著降低了患者 AL 发生风险，从而降低了患者的整体医疗费用。2019 年发表于 *Surgical Endoscopy* 的回顾性研究采用倾向性评分方法，纳入了日本 2014

年 9 月至 2017 年 12 月间 3 个临床研究中心共 422 例患者，通过应用近红外荧光腹腔镜成像技术评估肠道血运，使 5.7% 患者改变了手术决策，其术后吻合口漏率降低近 6%，同时，降低了 30 天内二次手术率，缩短了术后住院时间。2019 年发表于 *Int J Clin Oncol* 的回顾性研究也应用了倾向性评分方法，纳入了 149 例接受腹腔镜直肠癌低位前切除术患者，通过应用近红外荧光腹腔镜成像技术，患者术后吻合口漏率为 8.8%，显著低于未应用者的 14.7%。然而，目前的研究中，患者疾病种类多样，手术方式各不相同，临床病理特征存在较大异质性。研究结论多源于回顾性研究，部分甚至缺乏客观对照数据，使得研究结论仍存在诸多争议。此外，上述临床试验研究数据主要来源于欧美地区，而我国直肠癌患者的临床病理学特征、手术方式（如脾区的游离）等因素与西方存在显著差异。因此，上述临床研究结论尚存争议，对我国直肠癌患者的诊治是否具有充分、科学的指导价值亦不明确。

目前，针对近红外荧光腹腔镜成像技术对直肠吻合口血运评估的价值仍然是西方国家的研究热点。美国的前瞻性、随机对照研究 PILLAR Ⅲ，旨在观察应用近红外荧光腹腔镜成像技术对直肠癌低位前切除术中肠道血运评估，以及术后 AL 发生率的影响及差异。然而，研究已于 2017 年 5 月完成，至今尚未公开结果。ICG-COLORAL 研究由芬兰奥卢大学医院发起，拟纳入 8 个研究中心 1062 例患者进行前瞻性随机对照实验，旨在观察应用近红外荧光腹腔镜成像技术对结直肠术后 90 天内吻合口漏率的影响。但是，其研究主体包括了结直肠良、恶性肿瘤，结肠憩室等患者，其临床病理特征仍存在较大异质性。FLAG 研究由俄罗斯国家结直肠科研中心发起，拟纳入 300 例乙状结肠及直肠癌患者进行随机对照研究，探索近红外荧光腹腔镜成像技术对结、直肠癌切除术中肠道血运评估价值，此研究仍处于患者招募状态，未公布结果。2019 年，由首都医科大学附属北京友谊医院牵头，全国 20 个临床研究中心共同开展的前瞻性随机对照 POSTER 研究，研究对象为罹患中低位直肠癌接受腹腔镜 TME 手术的患者，旨在探讨应用近红外荧光腹腔镜成像技术是否可以准确评估直肠吻合口血运、优化手术决策、降低高风险患者术后 AL 发生率，以期提供适用于我国患者的高级别临床依据。

综上所述，近红外荧光腹腔镜成像技术已被应用于结、直肠癌手术中吻合口血运评估，其安全性和可靠性已得到证实。但是，这一技术在 TME 手术中对直肠吻合口血运评估的价值即是否降低直肠癌 TME 术后吻合口漏等并发症的发生率，从而使患者获益，尚需要多中心、大样本的高级别循证医学证据支持。

（姚宏伟　徐　威　整理）

参考文献

1.PLATELL C，BARWOOD N，DORFMANN G，et al.The incidence of

anastomotic leaks in patients undergoing colorectal surgery.Colorectal Dis，2007，9（1）：71-79.

2. DAMEN N，SPILSBURY K，LEVITT M，et al. Anastomotic leaks in colorectal surgery.ANZ J Surg，2014，84（10）：763-768.

3. DAVIS B，RIVADENEIRA D E.Complications of colorectal anastomoses：leaks，strictures，and bleeding.Surg Clin North Am，2013，93（1）：61-87.

4. 姚宏伟，张忠涛．经腹及经肛全直肠系膜切除术吻合口漏发生的危险因素．中华胃肠外科杂志，2018，21：378-383.

5. FERRARI L，FICHERA A. Neoadjuvant chemoradiation therapy and pathological complete response in rectal cancer.Gastroenterol Rep（Oxf），2015，3（4）：277-288.

6. PARK J S，CHOI G S，KIM S H，et al.Multicenter analysis of risk factors for anastomotic leakage after laparoscopic rectal cancer excision：the Korean laparoscopic colorectal surgery study group.Ann Surg，2013，257（4）：665-671.

7. STEVENSON A R，SOLOMON M J，LUMLEY J W，et al. Effect of Laparoscopic-Assisted Resection vs Open Resection on Pathological Outcomes in Rectal Cancer：The ALaCaRT Randomized Clinical Trial.JAMA，2015，314（13）：1356-1363.

8. BORSTLAP WA A，WESTERDUIN E，AUKEMA T S，et al.Anastomotic Leakage and Chronic Presacral Sinus Formation After Low Anterior Resection：Results From a Large Cross-sectional Study.Ann Surg，2017，266（5）：870-877.

9. QIN Q，MA T，DENG Y，et al. Impact of Preoperative Radiotherapy on

Anastomotic Leakage and Stenosis After Rectal Cancer Resection：Post Hoc Analysis of a Randomized Controlled Trial.Dis Colon Rectum，2016，59（10）：934-942.

10. PARTHASARATHY M，GREENSMITH M，BOWERS D，et al.Risk factors for anastomotic leakage after colorectal resection：a retrospective analysis of 17 518 patients.Colorectal Dis，2017，19（3）：288-298.

11. BREUGOM A J，SWETS M，BOSSET J F，et al.Adjuvant chemotherapy after preoperative（chemo）radiotherapy and surgery for patients with rectal cancer：a systematic review and meta-analysis of individual patient data.Lancet Oncol，2015，16（2）：200-207.

12. POMMERGAARD H C，GESSLER B，BURCHARTH J，et al.Preoperative risk factors for anastomotic leakage after resection for colorectal cancer：a systematic review and meta-analysis.Colorectal Dis，2014，16（9）：662-671.

13. 李俊，安勇博，吴国聪，等 . 直肠癌前切除术后吻合口漏的发生率以及影响因素分析 . 中华胃肠外科杂志，2018，21：413-418.

14. KANG C Y，HALABI W J，CHAUDHRY O O，et al.Risk factors for anastomotic leakage after anterior resection for rectal cancer.JAMA Surg，2013，148（1）：65-71.

15. JAFARI M D，WEXNER S D，MARTZ J E，et al.Perfusion assessment in laparoscopic left-sided/anterior resection（PILLAR II）：a multi-institutional study. J Am Coll Surg，2015，220（1）：82-92.

16. KARLICZEK A，HARLAAR N J，ZEEBREGTS C J，et al.Surgeons lack predictive accuracy for anastomotic leakage in gastrointestinal surgery.Int J Colorectal

中国医学临床百家

Dis，2009，24（5）：569-576.

17. NACHIAPPAN S，ASKARI A，CURRIE A，et al.Intraoperative assessment of colorectal anastomotic integrity：a systematic review.Surg Endosc，2014，28（9）：2513-2530.

18. SEELIGER B，BARBERIO M，D'URSO A，et al. Fluorescence in rectal cancer surgery. Ann Laparosc Endosc Surg，2018，3：47.

19. RIS F，LIOT E，BUCHS N C，et al.Multicentre phase Ⅱ trial of near-infrared imaging in elective colorectal surgery.Br J Surg，2018 ，105（10）：1359-1367.

20. STARKER P M，CHINN B.Using outcomes data to justify instituting new technology：a single institution's experience.Surg Endosc，2018，32（3）：1586-1592.

21. WATANABE J，ISHIBE A，SUWA Y，et al.Indocyanine green fluorescence imaging to reduce the risk of anastomotic leakage in laparoscopic low anterior resection for rectal cancer：a propensity score-matched cohort study.Surg Endosc，2019. Epub ahead of print.

22. WADA T，KAWADA K，HOSHINO N，et al. The effects of intraoperative ICG fluorescence angiography in laparoscopic low anterior resection：a propensity score-matched study.Int J Clin Oncol，2019，24（4）：394-402.

23. MICHAEL J S，STEVEN W A Study Assessing Perfusion Outcomes With PINPOINT® Near Infrared Fluorescence Imaging in Low Anterior Resection（PILLAR Ⅲ）. ClinicalTrials. gov Identifier：NCT02205307.

24. OLLI HELMINEN. Indocyanine Green Fluorescence Imaging in Prevention of

Colorectal Anastomotic Leakage（ICG-COLORAL）. ClinicalTrials.gov Identifier：NCT03602677.

25. RYBAKOV EVGENY. A Study of Perfusion of Colorectal Anastomosis Using Fluorescence AnGiography（FLAG-trial）（FLAG） ClinicalTrials.gov Identifier：NCT03390517.

加速康复外科：从概念到理念的转化

　　加速康复外科（Enhanced Recovery After Surgery，ERAS）是指通过多学科协作，在循证医学证据指导下对围手术期患者的处理进行改良与优化，进而达到减少创伤及应激反应，促进患者康复的目的。围手术期患者的应激状态主要由生理因素及心理因素导致，比如术前肠道准备、术中患者低体温、术后患者液体管理不充分及术前患者焦虑情绪等。ERAS 的实施可以明显降低患者住院费用，减少围手术期并发症，而对于医疗机构而言，ERAS 的应用不仅可以缩短患者平均住院日，还能够降低医疗费用。

　　ERAS 相关路径最早便是在结直肠外科成功实施，最初的 ERAS 路径包括鼓励患者术后早日下地运动、取消术前机械性肠道准备、减少阿片类药物使用等。目前临床实施使用的 ERAS 原则在此基础上又做出了一定的改进和调整。

　　肠镜前及术前肠道准备方面，传统的观念认为患者应进行充分的术前肠道准备。传统术前肠道准备方案为术前 3 天肠道准备方案，此类方案耗时较长、步骤较为繁杂、患者主观感受与依从性均较差。目前我们科室使用的肠道准备方案在《加速康复外科中国专家共识及路径管理指南（2018版）》基础上做出了一定的改进，建议患者肠镜检查前及手术前应避免食用含有粗纤维的水果及蔬菜等食物，手术前1天予患者进行肠道准备时提倡无渣流食，在保证肠道准备充分的前提下，尽量避免繁复的肠道准备给患者带来的相关负面影响，保证碳水化合物的摄入，提高患者依从性及满意度。

术前麻醉评估是术前评估手术安全性的重要步骤，主要由次日手术的主麻醉医师于术前进行。麻醉科医生应仔细询问患者病史（包括伴随疾病、手术史、过敏史等），进行美国麻醉医师协会（ASA）分级、气道及脊柱解剖等基本评估。对于合并肝脏疾病及黄疸患者，应特别关注患者的凝血功能、有无合并低蛋白血症、血胆红素水平等指标，以指导麻醉方案的设计和管理。个体化的麻醉方案可以使患者获益。

术中尽量缩短操作时间，若手术时间较长，使用暖风机维持患者中心体温不低于36℃。目前认为术后放置腹腔引流不降低吻合口漏的发生率，也并不能减轻其余并发症，但是若吻合口存在血运欠佳、张力过高等情况，建议留置腹腔引流。腹腔引流管留置时间目前尚无定论，我们中心一般术后4天，待引流量逐渐减少且引流液清亮时予患者拔除。

围手术期的疼痛管理是ERAS路径的重要组成部分。术中使用丁哌卡因或罗哌卡因进行阻滞麻醉，可明显减少围手术期患者对于阿片类药物的用量，从而避免了阿片类药物术后对肠道功能的抑制，促进结直肠术后患者肠道功能的恢复及降低患者住院费用。术后镇痛可采用 PCA 自控式镇痛泵，术后麻醉师将预先调配好的药物按一定的比例注入电子镇痛泵药物储存仓中，患者术后感到手术区域疼痛时，即可通过按压手中电子镇痛泵按钮自主控制药物进入血液以迅速改善疼痛。但我们在临床实际应用过程中发现，电子可控式镇痛泵的使用不仅会加重患者术后恶心呕吐的症状，也会影响到患者术后肠道功能恢复，抑制肠道蠕动，使排气时间明显延后，部分患者出现腹胀等不适，以上不良反应与镇痛药物配比及麻醉师个人用药习惯等因素密切相关，故不建议患者常规术后留置镇痛泵，如若留置，建议患者应于术后 48 小时内撤除。

术后运动方面，建议患者早日下地运动，不仅有助于患者肠道功能恢复，还能够起到预防下肢深静脉血栓及肺部感染等一系列术后并发症。北京友谊医院普外科建议减重术后及胆囊切除术后患者麻醉苏醒后 2 ~ 4 小时即可在家属或护工搀扶下小心尝试首次离床。因结直肠手术平均手术时间较长，术中一般予患者留置导尿管，而导尿管的留置在一定程度上会影响患者的下地运动。术后拔除导尿管时间一般取决于患者所行术式。一般来说，进行右半结肠根治术，结肠脾曲等未影响盆神经的患者一般于手术次日晨拔除导尿管，而对于进行直肠手术的患者，因手术影响盆神经，术后留置尿管时间最长可达 36 ~ 48 小时。对于术中发现肿瘤侵犯膀胱或术前检查提示前列腺肥大等特殊患者与部分高龄患者，拔除导尿管时间可酌情延后。患者拔除导尿管后 2 小时，嘱患者下地，尝试自行排尿，有利于膀胱功能恢复。在术后到拔除导尿管期间，可嘱患者于床上锻炼足尖，加强足部力量，为术后下地活动做准备。

正如前文提及，ERAS 最初被应用于结直肠外科领域。目前 ERAS 路径在普外科其他领域及心外科、骨外科、妇产科等科室均有较为广泛的实施。但是我们也应该清醒地意识到，受制于日趋复杂的医疗环境，ERAS 路径中一些较为激进的，甚至与传统观念相违背的理念在临床实际应用中并未达到降低患者花费、缩短患者平均住院日、减少患者术后并发症的目的。因此，在临床实施 ERAS 路径不仅要尊重循证医学证据，也要具体问题具体分析，综合分析患者个体情况，以期真正有利于患者术后快速恢复。

（杨盈赤　王　阳　整理）

参考文献

1. 杨尹默. 加速康复外科临床实践中应重视的几个问题. 中国实用外科杂志，2018，38（1）：34-36.

2. 陈凛，陈亚进，董海龙，等. 加速康复外科中国专家共识及路径管理指南（2018 版）. 中国实用外科杂志，2018（1）：1-20.

3. 理念更新引领行为进步：《加速康复外科中国专家共识及路径管理指南（2018 版）》外科部分解读. 协和医学杂志，2018，9（6）：485-489.

结肠癌术后 PPOI 发生情况及危险因素

    术后肠麻痹（postoperative ileus，POI）已被认为是腹部手术后最常见的且不可避免的并发症，早在 1905 年就有基于动物模型的研究指出，单纯进入腹腔并触摸胃、肠管，即可导致 4～6 小时胃肠动力障碍。而超过一定时间胃肠道动力仍未恢复则称为 Prolonged POI，早期也称 Pathological POI。PPOI 目前尚缺乏相关的统一诊断标准，其发生率报道差异较大，相关影响因素的临床证据也较少。因此，以中华医学会外科学分会结直肠学组组长单位即首都医科大学附属北京友谊医院为牵头单位，开展了一项题为"腹部手术 PPOI 的发生及影响因素"的多中心、前瞻、病例登记研究，旨在通过本研究明确中国患者接受腹部开腹手术延迟性术后肠麻痹的发生率，分析并探讨与 PPOI 相关的影响因素，帮助临床医师了解并采取有效干预措施，减少 PPOI 的发生。

    以往在国内 PPOI 一度被翻译为延迟性术后肠麻痹。而参与本研究的专家讨论表示，中文"肠麻痹"并不能涵盖"胃瘫"等术后胃肠动力不足，且"ileus"与表示肠梗阻通用的"obstruction"稍有不同，"ileus"来自于希腊语"eileós"，有"twist or squeeze"之意，较早用来笼统地表示肠道不通畅（包含机械性肠梗阻），现在医学中特指消化道蠕动停止。参考相关文献报道，并通过专家问卷调研及多次课题组专家论证会后，我们首次将 PPOI 翻译为延迟性术后胃肠功能障碍，并拟通过共识、指南进行推广。

本研究将 PPOI 的诊断标准定为术后第 97 小时或以后满足以下 2 项或 2 项以上条件：①过去 12 小时内出现恶心、呕吐 [恶心用 10 分量表分为轻、中、重度（1 ～ 3 分为轻度、4 ～ 7 分为中度、8 ～ 10 分为重度）]，评分 >4 分者视为符合该标准；②过去两餐内不能耐受固体食物（患者自我报告食量＜ 25%符合该标准）；③过去 24 小时内未排气、排粪（接受回、结肠造口术者，造口袋内未有气体或大便者视为符合该标准）；④中、重度腹胀（临床医师通过敲击腹部，判断为中、重度腹胀视为符合该标准）；⑤过去 24 小时内影像学检查（腹部 X 线或 CT）证实肠梗阻（符合以下 2 项或 3 项：胃扩张、出现液气平面、小肠或大肠祥扩张）。

本研究认为，PPOI 是一种异常的胃肠运动模式，常导致一系列明显的并发症，如持续的不适、疼痛、术后营养不良及术后其他并发症的风险升高。研究指出 PPOI 明显延迟患者康复、延长住院时间、增加医疗支出，具有显著卫生经济学影响。国内外对 PPOI 的报道较少，PPOI 时间界定、诊断标准、影响因素、如何预防及有效的治疗也未明确，需进一步探讨与研究。目前，国内相关报道中的 PPOI 发生率差异也较大（3% ～ 30%）。本报告 PPOI 在结肠手术的发生率为 12.19%，略低于既往报道。

根据已有文献及治疗经验，术后胃肠功能的恢复速度与患者本身的身体条件、术中操作及术后护理密切相关。研究结果显示，年龄≥ 65 岁的患者 PPOI 的发生率更高，这与之前的研究报道结果一致。进一步通过多因素回归分析证实，高龄是 PPOI 的独立危险因素。先前的一项机制研究表明，促炎机制和抗炎机制之间的失衡可能是导致老年人 PPOI 的严重程度和持续时间增加的病理生理学机制。此外，也有研究认为，老年人新陈代谢水平降低，胃肠蠕动功能减退，术后胃肠功能恢复较慢，因此，可能更易发生 PPOI。有报道称术前低蛋白血症及并发症是 PPOI 的独立危险因素，提示营养和功能状态的下降可能在 PPOI 的发展中发挥作用。虽然在我们的研究中，未发现这些因素与 PPOI 发生的相关性，但是，众所周知高龄患者通常伴随着机体功能和营养状况的下降。因此，进一步从侧面支持了年龄≥ 65 岁的患者发生 PPOI 的风险更高这一结果。

手术切口长度越长的患者相对容易发生 PPOI，而不同手术风险评估等级间 PPOI 的发生也有差异。手术时间越长，手术难度越大，肠道处理越复杂，被认为是结直肠癌手术中 PPOI 的独立预测因素，这一结论在一定程度上支持了我们的研究发现。术后胃肠功能的恢复速度与术中的操作密切相关，术中操作复杂导致患者术后胃肠功能恢复较慢，则容易发生 PPOI。因为手术切口长度越长，手术风险越大，手术创伤和组织损伤程度越高。先前的一项机制研究表明，将组织损伤介质和促炎细胞因子释放到全身循环中是肠蠕动受损的最可能的发病机制。

本研究发现抗水肿治疗患者 PPOI 发生率（9.54%）显著低于未注射患者（15.75%）。术后水肿主要是因局部炎症反应介导，可能会导致患者肠道运动障碍，通过一定方式消肿可减少 PPOI 的发生率。因此，临床关注这类患者的抗水肿治疗是有一定意义的。

虽然 PPOI 并不是一个新现象，但真正引起学者兴趣和关注起始于 20 世纪。国际上对 PPOI 的定义有争议，认识不充分，诊断无标准，更没有提出一个针对性的预防和治疗方法。在中国，PPOI 尚未引起临床医师的关注和重视。加速康复外科相关理论应用于围手术期能够预防 PPOI 的发生。接下来我们团队将结合国内外研究成果制定 PPOI 共识或指南，通过共识或指南的发布、解读和巡讲，让更多的医生加深对 PPOI 的认识和理解，加速患者手术后康复，减轻患者、家庭和社会的负担。

（杨盈赤　王　阳　整理）

参考文献

1. CANNON W B，MURPHY F T. IV. The Movements of the Stomach and Intestines in Some Surgical Conditions.Ann Surg，1906，43（4）：512-536.

2. VATHER R，TRIVEDI S，BISSETT I. Defining postoperative ileus: results of a systematic review and global survey.J Gastrointest Surg，2013，17（5）：962-972.

3. SVATEK R S，FISHER M B，WILLIAMS M B，et al.Age and body mass index are independent risk factors for the development of postoperative paralytic ileus after radical cystectomy.Urology，2010，76（6）：1419-1424.

4. BOERSEMA G S A，WU Z，MENON A G，et al. Systemic Inflammatory Cytokines Predict the Infectious Complications but Not Prolonged Postoperative Ileus after Colorectal Surgery.Mediators Inflamm，2018，2018：7141342.

出版者后记
Postscript

科学技术文献出版社自 1973 年成立即开始出版医学图书，40 余年来，医学图书的内容和出版形式都发生了很大变化，这些无一不与医学的发展和进步相关。《中国医学临床百家》从 2016 年策划至今，感谢 600 余位权威专家对每本书、每个细节的精雕细琢，现已出版作品近百种。2018 年，丛书全面展开学科总主编制，由各个学科权威专家指导本学科相关出版工作，我们以饱满的热情迎来了《中国医学临床百家》丛书各个分卷的诞生，也期待着《中国医学临床百家》丛书的出版工作更加科学与规范。

近几年，中国的临床医学有了很大的发展，在国际医学领域也开始崭露头角。以北京天坛医院牵头的 CHANCE 研究成果改写美国脑血管病二级预防指南为标志，中国一批临床专家的科研成果正在走向世界。但是，这些权威临床专家的科研成果多数首先发表在国外期刊上，之后才在国内期刊、会议中展现。如果出版专著，又为多人合著，专家个人的观点和成果精华被稀释。为改变这种零落的展现方式，作为科技部所属的唯一一家出版机构，我们有责任为中国的临床医生提供一个系统展示临床研究成果的舞台。为此，我们策划出版了这套高端医学专著——《中国医学临床百家》丛书。

"百家"既指临床各学科的权威专家，也取百家争鸣之义。

丛书中每一本书阐述一种疾病的最新研究成果及专家观点，按年度持续出版，强调医学知识的权威性和时效性，以期细致、连续、全面展示我国临床医学的发展历程。与其他医学专著相比，本丛书具有出版周期短、持续性强、主题突出、内容精练、阅读体验佳等特点。在图书出版的同时，同步通过万方数据库等互联网平台进入全国的医院，让各级临床医师和医学科研人员通过数据库检索到专家观点，并能迅速在临床实践中得以应用。

在与作者沟通过程中，他们对丛书出版的高度认可给了我们坚定的信心。北京协和医院邱贵兴院士说"这个项目是出版界的创新……项目持续开展下去，对促进中国临床学科的发展能起到很大作用"。中国人民解放军第二军医大学孙颖浩校长表示"我鼓励我国的泌尿外科医生把自己的创新成果和宝贵的经验传播给国内同行，我期待本丛书的出版"；北京大学第一医院霍勇教授认为"百家丛书很有意义"。我们感谢这么多临床专家积极参与本丛书的写作，他们在深夜里的奋笔，感动着我们，鼓舞着我们，这是对本丛书的巨大支持，也是对我们出版工作的肯定，我们由衷地感谢作者的支持与付出！

在传统媒体与新兴媒体相融合的今天，打造好这套在互联网时代出版与传播的高端医学专著，为临床科研成果的快速转化服务，为中国临床医学的创新及临床医师诊疗水平的提升服务，我们一直在努力！

科学技术文献出版社

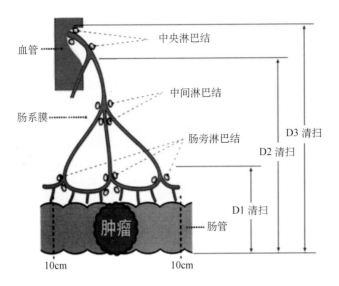

血管

中央淋巴结

肠系膜

中间淋巴结

肠旁淋巴结

D3 清扫

D2 清扫

D1 清扫

肿瘤

肠管

10cm   10cm

彩插 1 N1、N2 和 N3 淋巴结清扫范围（见正文 P027）

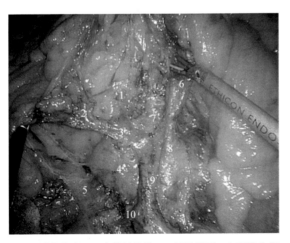

1.胃网膜右静脉；2.右结肠静脉；3.胃结肠干；4.胰腺头部；
5.十二指肠；6.结肠中动静脉；7.胰腺颈部；8.肠系膜上动脉；
9.肠系膜上静脉（外科干）；10.回结肠血管。

彩插 2 D3 根治术（见正文 P029）

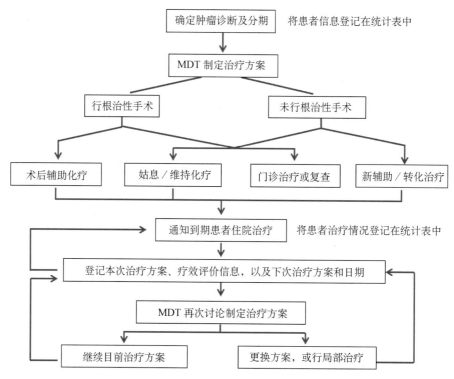

确定肿瘤诊断及分期　将患者信息登记在统计表中

MDT 制定治疗方案

行根治性手术　　未行根治性手术

术后辅助化疗　姑息／维持化疗　门诊治疗或复查　新辅助／转化治疗

通知到期患者住院治疗　将患者治疗情况登记在统计表中

登记本次治疗方案、疗效评价信息，以及下次治疗方案和日期

MDT 再次讨论制定治疗方案

继续目前治疗方案　更换方案，或行局部治疗

彩插 3　结肠癌综合治疗的全程管理流程（见正文 P108）

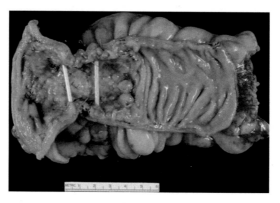

彩插 4　结肠支架作为外科手术桥梁（BTS）（见正文 P152）

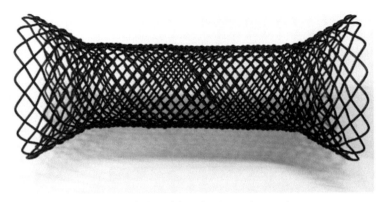

彩插 5　生物可降解支架（见正文 P153）

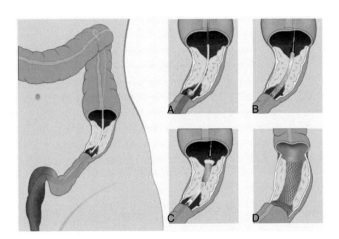

A. 导丝穿过结肠狭窄梗阻处；B. 处于预置状态的结肠支架穿过病变狭窄处；C. 退去包绕在支架外的鞘膜；D. 将支架充分展开。

彩插 6　结肠支架操作步骤（见正文 P164）